ALEXANDRA GREGUS

Meine bessere Hälfte

ALEXANDRA
GREGUS

Meine bessere Hälfte

Wie ich mein Körpergewicht halbierte und schlank bleibe

Meine 44 besten Tipps zum Abnehmen

riva

Bibliografische Information der Deutschen Nationalbibliothek
Die Deutsche Nationalbibliothek verzeichnet diese Publikation in der Deutschen
Nationalbibliografie. Detaillierte bibliografische Daten sind im Internet über
http://dnb.d-nb.de abrufbar.

Für Fragen und Anregungen
info@rivaverlag.de

Wichtiger Hinweis
Dieses Buch ist für Lernzwecke gedacht. Es stellt keinen Ersatz für eine individuelle medizinische Beratung dar und sollte auch nicht als solcher benutzt werden. Wenn Sie medizinischen Rat einholen wollen, konsultieren Sie bitte einen qualifizierten Arzt. Der Verlag und der Autor haften für keine nachteiligen Auswirkungen, die in einem direkten oder indirekten Zusammenhang mit den Informationen stehen, die in diesem Buch enthalten sind.

Originalausgabe
1. Auflage 2019
© 2019 by riva Verlag, ein Imprint der Münchner Verlagsgruppe GmbH
Nymphenburger Straße 86
D-80636 München
Tel.: 089 651285-0
Fax: 089 652096

Redaktion: Claudia Fregiehn
Umschlaggestaltung: Laura Osswald
Umschlagabbildung: Stephan Pick Photography
Illustrationen im Innenteil: Shutterstock.com: BesticonPark, Happy Art, Cube29, bsd,
Artur. B, Picture Window, Redline Vector, Kid A, davooda, ConceptVectorDesign, Iconic
Bestiary, matius, Introwiz1, Genestro, ksenvitaln, HN Works, AVIcon, Vadim Almiev, Pensiri,
howcolour, MicroOne, Ctrl-X, Sabuhi Novruzov, Imagination lol, yut548, Santitep Mong-
kolsin, a Sk, Lazuin, tomes, metsi, Wonderful Pixel, Oxy_gen
Layout und Satz: inpunkt[w]o, Haiger (www.inpunktwo.de)
Druck: GGP Media GmbH, Pößneck
Printed in Germany

ISBN Print 978-3-86883-572-4
ISBN E-Book (PDF) 978-3-7453-0277-6
ISBN E-Book (EPUB, Mobi) 978-3-7453-0278-3

Weitere Informationen zum Verlag finden Sie unter
www.rivaverlag.de
Beachten Sie auch unsere weiteren Verlage unter www.m-vg.de

Inhalt

Mein Arschtritt – wie ich zu The Biggest Loser kam

»Ich heiße Alexandra und ich wiege 103,4 Kilo.«

Als ich diesen Satz zu Beginn der TV-Sendung *The Biggest Loser* aussprechen musste, empfand ich Scham und Wut. In diesem Augenblick stand ich, nur mit einer Trainingshose und einem limettenfarbenen Bustier bekleidet, auf einer großen Waage in einem Weinlager in Andalusien. Es war der Moment, in dem bei jedem Kandidaten des berühmten Abnehmwettbewerbs das Startgewicht ermittelt wurde. Obwohl beim Wiegen nur die anderen Kandidaten und die Coaches mit dabei waren, hatte ich das Gefühl, auf meinem unförmigen Körper auch die Blicke der Millionen TV-Zuschauer zu spüren. Blicke der Sensationsgier, des Entsetzens und des Ekels.

Auf der Waage neben mir stand mein Schwager David. Mit ihm zusammen bildete ich, so wie die anderen Kandidaten auch, ein Zweierteam, das Team Limette. Wir hatten bereits die erste Challenge hinter uns, bei der alle Kandidaten der Show fünf Kilometer durch die Hitze Andalusiens marschieren mussten. Die Challenge sollte darüber entscheiden, welche Teams in der ersten Woche in der schönen Luxusunterkunft mit Pool wohnen durften und welche in dem spartanisch eingerichteten Zeltlager hausen mussten. Auf dem Weg in unser Quartier mussten wir durch Gülle kriechen, schwere Holzbalken schleppen und stapeln und über ein meterhohes Hindernis klettern. David und ich kamen als Erste an.

Allein wäre ich niemals auf die Idee gekommen, mich für *The Biggest Loser* zu bewerben. Ich kannte die Sendung schon und war von den Leistungen der Teilnehmer oft schwer beeindruckt. Wer wie ich jahrelange Diäten hinter sich hat, weiß genau, was die Kandidaten auf sich nehmen müssen, um so schnell so viel Gewicht runterzubekommen. Ich war immer wieder fasziniert davon, wie sehr sich die Erscheinung der Kandidaten im Lauf der Sendung veränderte, und insgeheim dachte ich: »Das willst du doch auch.« Ich konnte mir aber beim besten Willen nicht vorstellen, mich selbst eines Tages halbnackt vor einem Millionenpublikum zu zeigen oder gar in Tränen auszubrechen, wie es zwangsläufig passiert, wenn man an seine Grenzen gehen muss oder diese womöglich sogar überschreitet. Ich hatte zudem auch gemerkt, dass das Tempo, in dem die Kandidaten abnehmen mussten, immer höher wurde. Gab es früher noch *The Biggest Loser*-Staffeln, die sich über acht Monate hinzogen, waren es 2016 nur noch sechs Monate. Im Jahr 2017, als ich an der Show teilnahm, dann sogar nur noch fünf Monate. Ein Höllentempo. Konnte das gesund und sein und vor allem einen nachhaltigen Effekt haben?

Dafür, dass ich letzten Endes tatsächlich in die Sendung kam, war vor allem mein Schwager David verantwortlich. David hatte damals mit einem Übergewicht von mehr als 140 Kilogramm zu kämpfen und war entschlossen, sich für *The Biggest Loser* zu bewerben. Und tatsächlich, die Produktionsfirma zeigte auch bald Interesse an ihm. Das Problem: In der Staffel 2017 sollten zu Beginn der Sendung Zweierteams an den Start gehen. David brauchte also einen Partner. Als er mich fragte, ob ich das nicht sein wolle, war ich hin- und hergerissen. Einerseits sah ich die Sendung als große Chance, mein Gewichtsproblem endlich in den Griff zu bekommen. Andererseits würde ich dafür den Preis bezahlen, mich in aller Öffentlichkeit entblößen zu müssen. So wie in dem Moment, in dem ich nur mit einer Trainingshose und einem limettenfarbenen Bustier bekleidet auf der großen Waage stand und am liebsten im Boden versunken wäre:

>> **Ich heiße Alexandra
und ich wiege 103,4 Kilogramm.** <<

❤

Ich schämte mich, dass mich jeder so sehen konnte, wie ich war: fett und – in meinen Augen – auch abstoßend. Ich war wütend auf mich selbst, dass ich mich über die Jahre so hatte gehen lassen und mich nun in dieser peinlichen Situation befand. Das Letzte, woran ich damals auf der Waage dachte, war, dass ich *The Biggest Loser* womöglich gewinnen könnte. Ich war eine der »leichtesten« Kandidatinnen von allen, und ich hatte in den früheren Staffeln gesehen, dass die Kandidaten mit dem geringsten Startgewicht meist auch sehr früh ausschieden. Genau davon ging ich auch bei mir aus. Mein Trainer Ramin

Abtin bestätigte mir später meine Beobachtung und machte mir gleich zu Beginn unserer Zusammenarbeit im Bootcamp klar, dass ich härter an mir arbeiten müsste als die anderen, um die ersten Wochen zu überstehen. Doch es gab noch einen anderen Grund, aus dem mir ein Sieg in der Sendung utopisch schien: Ich war eine Frau. Und noch nie zuvor hatte eine Frau bei *The Biggest Loser* gewonnen. Zwar hatten es Kandidatinnen immer mal wieder bis ins Finale geschafft, am Ende hatten aber immer die Männer die Nase vorn. Mir persönlich war das egal. Ich wollte in der Sendung gar nicht gewinnen. Mein Plan war ein ganz anderer: Für mich sollte die Sendung mein persönlicher Anfang sein, mein Arschtritt, den ich brauchte, um endlich mit dem Abnehmen anzufangen.

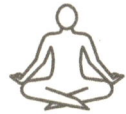

Gefangen im eigenen Körper – ich will raus!

»Willkommen in deinem neuen Leben.« Dieser Satz fällt in der Final-show von *The Biggest Loser* immer dann, wenn die Kandidaten noch einmal ihrem alten übergewichtigen Ich gegenübertreten. Für Außen-stehende mag dieser Satz kitschig und übertrieben klingen. Aber er ist wahr. Mein Leben mit Normalgewicht ist ein vollkommen anderes, besseres als das mit massivem Übergewicht. Ich fühle mich fitter, ich bin selbstbewusster und wieder ein viel aktiverer Mensch. Und ich bin endlich wieder ich selbst.

In der Zeit, als ich mehr als 100 Kilogramm wog, hatte ich das Gefühl, ein anderer Mensch zu sein. Jemand, den ich selbst gar nicht kannte und der ich auch nicht sein wollte. Mit jedem Kilo, das ich zunahm, ver-änderte ich mich nicht nur körperlich, sondern auch psychisch. Ich ent-wickelte eine immer größere Abneigung und sogar Hass gegen mich selbst. Ich wurde immer introvertierter und zog mich mehr und mehr aus der Öffentlichkeit zurück. Statt mit meinen Freundinnen auszuge-hen und Spaß zu haben, wie man das mit Mitte zwanzig so macht und wie ich es eigentlich auch gern getan hätte, veranstaltete ich lieber DVD-Abende bei mir zu Hause. Vor die Tür zu gehen, mich in der Öffentlichkeit zu zeigen – das war der pure Stress für mich. Draußen hatte ich immer das Gefühl, die Blicke der Leute zu spüren. Ständig kreisten meine Gedanken darum, was andere wohl über mich und meinen fetten Körper dachten.

Ich hatte auch nur noch funktionale Kleidung – Jeans und Schlabber-T-Shirts. Kleider, in denen ich mich selbst attraktiv fand, passten mir schon lange nicht mehr, und ich wollte auch erst gar keine in meiner Übergröße kaufen, weil ich ja eigentlich abnehmen wollte. Wenn ich jedoch daheim vor dem Spiegel stand und sah, wie wieder ein bisschen mehr Fett über den Hosenbund schwappte, dachte ich nur: Wie ekelhaft. So kann ich mich draußen doch nicht zeigen. Also war die Laune für den Abend mal wieder im Keller und ich blieb zu Hause.

Nach einem anstrengenden Arbeitstag hatte ich auch meist gar nicht mehr die Kraft für andere Aktivitäten, geschweige denn Lust darauf. Wenn ich mich dann doch einmal aufraffte, um etwas zu unternehmen, war es mir viel zu anstrengend. Stattdessen fing ich lieber an zu nähen – ein Hobby, bei dem ich mich kaum bewegen musste und die ganze Zeit über sitzen konnte. Eine Beziehung konnte ich mir zu diesem Zeitpunkt auch nicht mehr vorstellen. Ich fand mich ja selbst weder ästhetisch noch anziehend. Wie sollte mich da ein Mann gut finden? Glücklich war ich dabei allerdings nicht. Stattdessen fühlte ich mich in meinem Körper gefangen und war gefrustet. Und was machte ich, wenn ich gefrustet war?

Noch mehr essen.

Ärger einfach runterschlucken? – Wie mich mein falsches Essverhalten fett und krank gemacht hat

Es soll ja Menschen geben, die vergessen zu essen, wenn sie Stress haben. Ich bin keiner von dieser Sorte. Im Gegenteil, wenn ich früher besonders viel zu tun hatte oder emotional aus der Bahn geworfen wurde, war Essen mein Mittel, um wieder runterzukommen. Ich aß, wenn ich mich ausgepowert oder schlecht fühlte. Hier ein Stück Kuchen, dort eine Laugenbrezel. Kartoffelchips und Pizza gingen sowieso immer. Über die Jahre hatte ich mir dieses Muster angewöhnt. Ging ich zum Beispiel mit meiner Schwester shoppen und fand nach stundenlanger Suche nichts Passendes zum Anziehen für mich, tröstete ich mich eben in einem Café mit einem Eisbecher. Es hat mir halt auch immer gut geschmeckt. Essen hat mich glücklich gemacht. (Das macht es heute noch. Aber auf eine vollkommen andere Art und Weise als damals.) Im ersten Moment haben mir Eis, Pizza, Sahnetorte oder Schokolade immer unheimlich viel Befriedigung verschafft und meine negativen Gefühle überlagert. Solange ich all die leckeren Sachen aß, fühlte ich mich wohl. Denn ich aß nicht einfach nur zu viel und die falschen Dinge, ich schluckte mit jedem Bissen auch meine schlechte Stimmung hinunter und lenkte mich von meinen eigentlichen Problemen ab. Sobald ich aber aufhörte zu essen, kamen der Stress und die negativen Gefühle sofort wieder zurück.

Ich machte mir stattdessen Vorwürfe, dass ich schon wieder so viel gegessen, ach was, in mich hineingestopft hatte, obwohl ich das doch eigentlich gar nicht mehr wollte. Je länger mein Gedankenkarussell kreiste und je schlechter meine Gefühle mir selbst gegenüber wurden, desto stärker wurde mein Verlangen nach einem kleinen Stückchen Glück. Eine Praline vielleicht? Oder ein kleiner Schokopudding?

Mit der Zeit geriet ich in einen Teufelskreis, in dem ich mein Essverhalten gar nicht mehr unter Kontrolle hatte. Auch körperlich kam ich immer mehr an meine Grenzen. Schnell mal zur Bushaltestelle oder zum Auto laufen – das ging bald gar nicht mehr. Jedes Mal wenn ich mich die Treppen zu meiner Wohnung hochquälte – ich wohne in der dritten Etage –, dachte ich, mich trifft der Schlag. Selbst das Zubinden der Schuhe fing an, mir schwerzufallen. Ein erstes Alarmsignal für mich war, als mein Arzt Bluthochdruck bei mir diagnostizierte und meinte, der müsse medikamentös eingestellt werden. Das mulmige Gefühl, das mich deswegen immer mal wieder beschlich, versuchte ich zu verdrängen. Ich redete mir ein, dass dieser Bluthochdruck erst dann zu einem ernsthaften Problem werden würde, wenn ich jahrelang darunter litte. Aber so weit würde es nicht kommen. Ich würde ja schon bald abnehmen. Ich dachte: Jetzt nehme ich erst mal die Pillen und morgen fange ich mit der Diät an, damit der Bluthochdruck auch ohne die Tabletten nicht mehr da ist. Morgen. Ganz bestimmt. Aber dieses Morgen wurde niemals zu einem Heute. Ich schaffte es höchstens mal, zwei oder drei Tage lang vernünftig zu essen, doch dann kam mir wieder irgendwas dazwischen. Die Geburtstagsfeier einer Freundin, Stress bei der Arbeit …

Es dauerte nicht lange und mein mulmiges Gefühl zu dem Bluthochdruck verwandelte sich in Angst. Einmal sagte mein Augenarzt während der Untersuchung fast beiläufig: »Sie wissen aber schon, dass Sie Bluthochdruck haben, oder?« Er hatte es an meinem Augenhintergrund ablesen können. Ich fiel aus allen Wolken. Ich hatte dem Augenarzt nichts von meinem Bluthochdruck und den Tabletten, die ich dagegen nahm, erzählt. Hätten die Medikamente das Problem nicht eigentlich lösen sollen? Ganz offensichtlich hatte mein massives Übergewicht bereits meinen Körper in Mitleidenschaft gezogen. In mir wuchs die Furcht vor einem Schlaganfall oder einem Herzinfarkt. Von diesem Moment an wusste ich genau, dass ich etwas gegen mein Übergewicht tun musste. Trotzdem fühlte ich mich wie gelähmt, den ersten Schritt zu machen. Während ich früher noch mit radikalen Diäten binnen Wochenfrist immer mal wieder ein paar Kilo abnehmen konnte, schaffte ich das mit Ende zwanzig nicht mehr. Ich fand einfach den Einstieg nicht mehr. Ich konnte mich nicht mehr dazu aufraffen, eine Diät anzufangen und durchzuziehen. Wozu auch? Da ich früher nach meinen Diäten sofort wieder in alte Ess- und Bewegungsmuster gefallen war, hatte ich die Kilo danach meist genauso schnell wieder drauf, wie ich sie verloren hatte. Der Jo-Jo-Effekt lässt grüßen.

Ich kann bis heute nicht sicher sagen, ob ich ohne die Teilnahme an *The Biggest Loser* je wieder auf ein normales Gewicht gekommen wäre. Dass ich es geschafft habe und seit mehr als einem Jahr mein Wunschgewicht halte, verdanke ich im Wesentlichen zwei Dingen: Erstens dem bereits angesprochenen Tritt in den Hintern, der die Sendung für mich war, und zweitens der Tatsache, dass ich in den fünf Monaten gelernt habe, wie Abnehmen wirklich funktioniert. Dauerhaft und ohne Jo-Jo.

Wer bin ich? Und wer will ich sein? – Der neue Fokus auf mich selbst

The Biggest Loser ist vor allem eine Show. Die TV-Sendung soll möglichst viele Menschen unterhalten. Um das zu erreichen, werden natürlich die Qualen und Strapazen, die Konflikte und die emotionalen Zusammenbrüche der Kandidaten besonders in den Mittelpunkt gestellt. Doch es passieren in dieser Sendung auch Dinge mit einem, die die Kamera nicht festhält und wohl auch gar nicht festhalten kann.

Dazu muss man wissen, dass es im Camp keinen Fernseher und kein Handy gab. Wir waren in der Zeit bei *The Biggest Loser* vollkommen von der Außenwelt abgeschnitten. Bei mir waren das ganze zwei Monate, in denen ich weder mit Freunden noch mit meiner Familie sprechen konnte. Mit der Isolation hatte ich sehr zu kämpfen. Wenn ich einen furchtbaren Tag habe – und davon gab es einige im Camp –, dann möchte ich das am Abend loswerden und mich mit jemandem austauschen. Klar hatte ich mit meinem Schwager im Camp eine Vertrauensperson dabei, die immer gemeinsam mit mir gekämpft hat, immer für mich da war und mich immer unterstützt hat. Doch wir waren nicht so eng miteinander, als dass ich mich bei ihm mal ausweinen und meine Emotionen komplett rauslassen konnte. Normalerweise finde ich in Zeiten, in denen es mir nicht so gut geht, immer bei meinem Lieblingsmenschen Halt, bei meiner Schwester. Es fiel mir unheimlich schwer, dass ich meine Erfahrungen und Erlebnisse aus dem Camp nicht sofort mit ihr teilen konnte.

Ich mochte es auch nicht, dass es keinen geregelten Tagesablauf gab. Wir konnten nie sicher sein, wann uns unsere Coaches oder das Team zum Dreh holten. Es gab keinen Plan, auf den wir uns einstellen konnten. Wenn es so weit war, hieß es oft: »Zack! Zack! Zack! Treffen in zehn Minuten am Pool.« Unser Tag war jedoch nicht so durchgetaktet, dass wir die ganze Zeit über beschäftigt waren. Hatten wir unser Sportprogramm, die Challenges und die Drehtermine hinter uns gebracht, stand uns der Rest der Zeit zur freien Verfügung. Selbst wenn man sich eine Zeit lang mit der Wochenaufgabe beschäftigte oder mit anderen Kandidaten über dies und das austauschte, blieb noch genug Zeit über, die man mit sich selbst verbrachte. Anfangs war ich wirklich überrascht, wie viel Zeit das war. Zu Hause hatte ich diese Zeit nie gehabt. Beziehungsweise ich hatte mir diese Zeit nie genommen. Stattdessen hatte ich meinen Alltag mit Beschäftigungen vollgestopft. Ich kümmerte mich um alles und jeden – nur eben nicht um mich selbst. Heute weiß ich, dass ich mir all diese Beschäftigungen damals nur gesucht habe, um so wenig wie möglich über mich und meine Situation nachzudenken. Im *The Biggest Loser*-Camp hatte diese Flucht vor mir selbst jedoch ein Ende.

Während die Challenges, die Streitereien oder Meutereien in aller Ausführlichkeit in der Sendung thematisiert werden, gibt es eine Sache, die die Zuschauer ganz selten zu sehen bekommen: Kandidaten beim Essen. Dazu muss man wissen, dass wir die ganze Zeit über für uns selbst kochen mussten. Wir waren morgens, mittags und auch abends ganz allein für unsere Ernährung verantwortlich. Für die Zubereitung der Mahlzeiten konnten wir uns dabei aus einem großen Kühlschrank bedienen, in dem vor allem viel Gemüse, Obst, Milchprodukte wie Joghurt, Quark und Käse, Eier, aber auch Fleisch, Fisch und frische Kräuter waren. Fehlte uns etwas, durften wir Wünsche äußern, die im Rahmen der Möglichkeiten auch erfüllt wurden. Gab es das gewünschte Produkt in Spanien ganz normal zu kaufen, landete es auch bei uns im Kühlschrank. Hin und wieder machten wir uns einen Spaß und schrieben Dinge wie Mousse au Chocolat auf unseren Wunschzettel. Natürlich vergebens. Uns standen lediglich natürliche, zuckerfreie, nicht industriell verarbeitete Lebensmittel zur Verfügung. Hungern musste im Camp niemand. Einige Kandidaten taten es allerdings freiwillig, weil sie partout keinen Salat oder Gemüse essen wollten.

Neben unseren Sport-Coaches stand uns in Andalusien auch ein Ernährungsberater zur Seite. Friedrich, so hieß er, war immer da und lief auch den Tag über mit uns mit. Neben meinem Trainer Ramin wurde Friedrich für mich zu einer der wichtigsten Personen, die mir dabei halfen, mein Leben von Grund auf zu ändern und den Kampf gegen mein Übergewicht zu gewinnen. Gleich zu Beginn des Camps hatte Friedrich uns mit der sogenannten Handlehre vertraut gemacht. Diese besagt im Wesentlichen, dass man nur so große Portionen isst, wie in eine hohle Hand passen, beziehungsweise bei Männern in zwei. (Eine genauere Erklärung zur Handlehre wirst du später unter meiner Abnehmregel 18 finden.)

Damit sollten wir wieder ein Gefühl für normale Portionsgrößen bekommen. Ansonsten versorgte er uns mit einer Menge Literatur über gesunde Ernährung, Rezeptbüchern und Kalorientabellen. Besonders schätzte ich an Friedrich, dass er uns gegenüber nie wie ein Oberlehrer auftrat. Er stellte sich niemals hin und präsentierte fertige Pläne und Antworten. Stattdessen versuchte er, uns mit seiner ruhigen, aufmerksamen Art immer wieder Denkanstöße zu geben, damit wir selbst anfingen, uns mit dem Thema gesunde Ernährung zu beschäftigen. Bei mir mit Erfolg. Dank Friedrich begann ich tatsächlich, mich mehr und mehr in Ernährungsthemen einzulesen.

Im Nachhinein war genau diese Zeit ohne Verpflichtungen und Ablenkungen von außen (Fernsehen, Smartphone, Arbeit, Alltag, Familie, Freunde), dafür aber mit der vollen Verantwortung für mich selbst, eine sehr wichtige Zeit. Ich hatte endlich einmal die Möglichkeit, mich vollkommen auf mich selbst und meine Ziele zu konzentrieren. Ich konnte ganz in Ruhe – quasi aus der Vogelperspektive – auf mich draufschauen und über die letzten Jahre nachdenken. Mir wurde bewusst, wie wenig ich in den letzten Jahren auf mich geachtet hatte. Ich musste mir auch eingestehen, dass ich in der Vergangenheit in eine Opferrolle geraten war und es mir dort viel zu bequem gemacht hatte. Ich begriff, dass ich den Ärger über einen schlechten Tag oder meinen Stress nicht länger mit Essen hinunterschlucken durfte. Ich musste endlich anfangen, mehr auf mich selbst zu achten, und neue Lösungs- und Handlungsstrategien entwickeln, wie ich mit schlechten Stimmungen in meinem Alltag umgehe. Statt auf meinen Stress oder negative Gefühle mit Essen zu reagieren, musste ich Dinge finden, die mir in so einer Situation wirklich guttaten.

Sosehr ich mich dafür schämte und wütend auf mich war, und sosehr ich meinen dicken, unförmigen Körper hasste, so klar wurde mir auch: All die Entscheidungen, die dazu geführt hatten, dass ich so dick geworden war, hatte ich ganz allein getroffen. Der Stress, der Alltag – all die Dinge, die ich vor mir selbst immer als Entschuldigungen angeführt hatte, waren nur Ausreden gewesen. Ich war ganz allein für mich verantwortlich. Und genau so, wie ich allein dafür gesorgt hatte, dass ich dick geworden war, war ich auch die einzige Person, die dafür sorgen konnte, dass es nicht so blieb. Trotz all der wertvollen Hilfe von außen, mit den Anfeuerungen von Ramin oder den Tipps von Friedrich, musste ich letzten Endes allein die nächste Kniebeuge machen, obwohl meine Muskeln schon vor Schmerz brannten. Am Ende musste ich entscheiden, was und wie viel ich zu Abend aß. ICH musste abnehmen. Diesen Kampf konnte niemand anders für mich kämpfen.

Kalorien, Energieumsatz und Fett – wie funktioniert eigentlich Abnehmen?

Die gute Nachricht zuerst: Eigentlich ist Abnehmen ganz einfach. Sobald der Körper mehr Energie verbraucht, als man ihm in Form von Essen zuführt, beginnt er, das sogenannte Kaloriendefizit mit Hilfe der in den Fettzellen gespeicherten Energie auszugleichen. Das ist wirklich kein Hexenwerk: Iss weniger Kalorien, als dein Energieumsatz vorsieht, und du nimmst ab. Doch nun zur schlechten Nachricht: Leider ist das mit dem Kaloriendefizit nicht die ganze Geschichte.

Ich kann mich noch gut an die Euphorie erinnern, die nach dem Wiegen nach der ersten Woche im *The Biggest Loser*-Camp herrschte. Ich selbst habe in der ersten Woche 6,3 Kilogramm abgenommen, andere Kandidaten mit einem höheren Startgewicht schafften sogar mehr als 12 Kilogramm. Auf die Glückseligkeit folgte in der zweiten Woche die Ernüchterung. Keiner kam auch nur annähernd wieder an das Ergebnis der ersten Woche heran. Stattdessen mussten wir uns teilweise mit 1 bis 2 Kilogramm Gewichtsverlust begnügen. Ich selbst schaffte immerhin 3,6 Kilogramm, einige wenigstens bis zu 5 Kilogramm. Trotzdem fühlte sich das viel zu wenig an. Wir hatten uns doch genau wie in der Vorwoche absolut gesund ernährt, zuckerfrei und mit natürlichen Lebensmitteln. Und auch unser Sportprogramm hatten wir täglich absolviert. In den Folgewochen sah es oft nicht viel besser aus. Nach einer weiteren Woche Quälerei standen plötzlich auch bei mir nur noch 1,7 Kilogramm weniger auf der Waage. Ich war völlig frustriert. Dabei hatte ich als Zuschauerin der Sendung immer noch gedacht: Wieso freuen die sich nicht über 2 Kilo weniger? Jetzt wusste ich es. Mein Frust entstand gar nicht so sehr aus der Menge an Gewicht, die ich abgenommen hatte, sondern aus der Angst, dass ich damit unter die Linie rutschen würde und vielleicht nach Hause musste. Zwar hatte ich mir auch in der dritten Woche nichts vorzuwerfen und alles gegeben, aber am Ende entscheiden eben die nackten Zahlen. Wer zu wenig abgenommen hat, fliegt raus. Das sind nun mal die Spielregeln. Aber Abnehmen ist kein gradliniger Prozess. Man drückt nicht einfach ein paar Knöpfe und kann sicher sein, dass man am Ende der Woche 3, 4 oder 5 Kilogramm abgenommen hat. Diese Unsicherheit zehrte an mir.

Dabei war im Camp nichts Außergewöhnliches geschehen. Es war ganz normal, dass sich die Geschwindigkeit, mit der wir abnahmen, drastisch reduzierte. Unser Körper hatte sich spätestens nach Woche zwei auf die reduzierte Kalorienzufuhr eingestellt und Gegenmaßnahmen ergriffen, um nicht mehr so schnell auf Kosten seines Vorrats für schlechte Zeiten leben zu müssen. In den Augen unseres Körpers sind die Fettdepots ja nichts anderes als eine Energiereserve für Krisenzeiten, in denen uns weniger oder gar keine Nahrung zur Verfügung steht. Genau dieses körpereigene Antiabnehmprogramm verhindert in der Regel auch den Erfolg von klassischen Diäten, die allein auf einer eingeschränkten Kalorien-zufuhr basieren. Solche Diäten funktionieren nicht, weil sie dem Körper eine Mangelsituation vorgaukeln, gegen die er ankämpft. In Notzeiten – und nichts anderes ist eine Diät für unseren Körper – unternimmt der Körper alles, um seine Fettreserven so lange wie möglich zu verteidigen. Statt die in den Fettzellen gespeicherte Energie zu verfeuern, schaltet er erst einmal in eine Art Notfallmodus. Dazu gehört zum Beispiel, dass unser Grundumsatz reduziert wird, also die Energie, die wir jeden Tag verbrauchen, damit der Körper überhaupt funktionieren kann. Der Herz-schlag, die Atmung, der Transport des Blutes durch unseren Körper: Alle diese Funktionen verbrauchen Energie, die in der Summe den soge-nannten Grundumsatz ausmachen. Natürlich kannte ich den Begriff vor-her schon. Aber wirklich beschäftigt hatte ich mich damit nie. Ich wusste damals auch nicht, wie groß mein persönlicher Grundumsatz eigentlich ist. Wozu auch? Damals war ich der festen Überzeugung, dass ich ei-gentlich genau weiß, wie das mit dem Abnehmen läuft. Ich hatte es ja schließlich schon oft genug gemacht. Was für ein Irrtum! In Wirklichkeit wusste ich gar nichts über das Abnehmen. Ich kannte mich nicht mit den entscheidenden Stoffwechselprozessen aus. Ich hatte keine Ahnung, wie viele Kalorien wirklich in meinem Essen stecken. Ich hatte keinen Plan, wie viel und wie oft ich aß. Ich wusste nicht, dass Lebensmittel mit der gleichen Menge an Kalorien unterschiedlich lange satt machen. Ich wusste nicht, das Eiweiß und Kohlenhydrate vollkommen unterschied-lich verstoffwechselt werden. Ich wusste auch nicht, wie wichtig Muskeln sind, um meinen durch Diäten kaputtgemachten Grundumsatz wieder in Ordnung zu bringen. Das alles musste ich erst lernen, denn nach zwei Monaten war es vorbei mit der Abschottung in Andalusien. Die folgen-den drei Monate mussten alle Kandidaten für sich allein zu Hause weiter-kämpfen und das Abnehmen in den eigenen Alltag integrieren.

Kohlsuppe und Kartoffelwahnsinn – meine Diäterfahrungen

Bei meiner ersten Diät muss ich ungefähr sechzehn Jahre alt gewesen sein. Ich war schon damals etwas pummeliger als andere Mädchen in meinem Alter und bekam das Missfallen daran auch durch Blicke oder Kommentare zu spüren. Also fing ich an, mit Diäten abzunehmen. Ich aß einfach eine Weile konsequent weniger, erhöhte mein Sportpensum und kam so in der Regel auch schnell auf das von mir gewünschte Gewicht. Besonders gut schlug bei mir die Kohlsuppendiät an. Dafür kochte ich mir einen unfassbar großen Topf Kohlsuppe. Die Suppe war an und für sich auch sehr lecker. Nur wenn man sie wie ich vierzehn Tage lang morgens, mittags und abends aß, war sie irgendwann eben nicht mehr lecker. Ich tat es trotzdem, weil ich mit dieser Diät schnelle Erfolge erzielte und die Kilos nur so purzelten. Am dritten Tag der Diät durfte ich zusätzlich zur Suppe eine Kartoffel essen. Ich weiß noch, wie sich einmal sämtliche Kolleginnen in der Ausbildung über mich lustig gemacht haben, weil ich den ganzen Tag über nichts anderes gesprochen habe als über meine Kartoffel, die ich am Abend essen durfte. Sie konnten es einfach nicht fassen, wie sehr sich ein Mensch über eine einzige Kartoffel freuen kann. Heute kann ich darüber auch nur lachen, denn mit einer gesunden, ausgewogenen Ernährung hatten die Kohlsuppendiät und meine anderen Diäten nichts zu tun.

Hatte ich früher eine Diät beendet, fiel ich zwar nicht augenblicklich von null auf hundert wieder in mein altes Ernährungsmuster zurück. Allerdings dachte ich danach immer, dass ich mir nach den anstrengenden Tagen des Verzichts ruhig auch mal etwas gönnen könnte. Ein Stück Kuchen zum Beispiel. Das musste doch jetzt locker drin sein. Schließlich war meine Diät ja ein Erfolg gewesen und ich hatte ein paar Kilo runter. Und es war ja auch nur ein Mal. Nach fünf Tagen gönnte ich mir auch mal wieder eine Tüte Kartoffelchips, weil ich Lust darauf hatte. Und zehn Tage nach der Diät war auch schon mal ein Schnitzel mit Pommes und ein Spaghettieis zum Nachtisch drin. Ehe ich michs versah, gönnte ich mir wieder jeden Tag eine Kleinigkeit. Und aus den vielen Kleinigkeiten wurden viele Kalorien. Ruck, zuck hatte ich die Kilo, die ich während der Diät so mühsam verloren hatte, durch den Jo-Jo-Effekt wieder drauf. Als ich nach zwei Monaten bei *The Biggest Loser* endlich wieder nach Hause durfte, stand ich vor derselben Entscheidung wie nach jeder meiner Diäten:

Was esse ich an meinem ersten Tag in Freiheit?

♥

Der Wettbewerb war zwar noch lange nicht vorbei, aber jetzt stand mir wieder jedes Nahrungsmittel zur Verfügung. Es gab keine Vorgaben mehr und keinen Zwang bei den Lebensmitteln und dem Sportprogramm. Doch so ganz stimmte das nicht. Es gab vielleicht keinen Druck von außen mehr. Aber von innen, von mir selbst kam schon Druck. Ich hatte mein Wunschgewicht von 70 Kilogramm noch nicht erreicht. Außerdem hatte ich bemerkt, wie gut mir mein verändertes Essverhalten tat. Ich war viel wacher, ausgeglichener und aktiver. Außerdem fühlte ich mich nicht mehr die ganze Zeit so schwer. Einige Kilo waren ja auch schon runter. Und mit jedem Kilo, das ich leichter geworden war, war auch meine Motivation gestiegen, weiter dranzubleiben, denn ich fing langsam an, mir wieder zu gefallen … Und das war ein schönes Gefühl. Also, was würde ich an meinem ersten Tag in Freiheit essen?

Das Erste, was ich zu Hause gegessen habe, war eine Curry-Gemüse-Pfanne mit Hähnchen. Und anschließend habe ich meine gesamte Küche ausgeräumt.

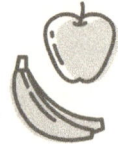

Dranbleiben – gesunde Ernährung statt Diät

Nach der Rückkehr aus dem *The Biggest Loser*-Camp musste ich für die weiteren Monate der Sendung mit mir selbst aushandeln, wie es nun zu Hause weitergehen würde. Im Camp hatten wir an sechs Tagen in der Woche Sport gemacht. Und die Lebensmittel, die uns dort zur Verfügung standen, führten beinahe automatisch zu einem Kaloriendefizit. Vorausgesetzt man hielt sich an die Handlehre unseres Ernährungsberaters Friedrich und schlug bei der Portionsgröße nicht über die Stränge. Das alles fiel nun weg. Ich wollte aber, dass der Sport und die gesunde Ernährung Teil meines Lebens blieben. Ganz schnell war mir klar, dass ich auch zu Hause sechsmal in der Woche Sport machen würde. Statt abends auf dem Sofa zu sitzen und fernzusehen oder mich zu verstecken, würde ich dort weitermachen, wo ich im Camp aufgehört hatte: Ich meldete mich in einem Fitnessstudio an, wo ich alle möglichen Kurse und Sportarten ausprobierte und die gesamte Vielfalt der Fitnesswelt für mich entdeckte. Dass ich mittlerweile selbst

Jumping-Kurse und Kardio-Power-Workouts – kurz Kapow – leite und Leute motiviere, alles aus sich herauszuholen, hätte ich damals nicht für möglich gehalten.

Auch an meiner neuen Ernährung wollte ich nicht nur festhalten, sondern ich wollte auch besser verstehen, was da eigentlich warum in meinem Körper geschieht. Ich wollte endlich keine Diät mehr machen, sondern mich dauerhaft so gesund wie möglich ernähren. Also fing ich an, Bücher zu lesen, im Internet zu recherchieren, und verschlang alle möglichen Artikel zum Thema Ernährung in Zeitungen und Zeitschriften. Ich löcherte Sport- und Ernährungsexperten mit meinen Fragen, wenn ich die Möglichkeit dazu hatte, und probierte in der Folgezeit alle möglichen Tricks und Strategien aus.

Mich interessierte, was bei mir funktioniert, und ich wollte herausfinden, ob und wie sich diese neuen Ideen in meinen Alltag integrieren lassen. In der Küche probierte ich immer wieder neue Gerichte aus und entdeckte dabei viele neue Lieblinge. Haferflocken zum Beispiel. Mittlerweile ist ein Frühstück ohne Haferflocken für mich unvorstellbar. Früher bedeutete Frühstück für mich immer automatisch Brot. Haferflocken haben dagegen nach nichts geschmeckt und satt gemacht haben sie mich schon gar nicht. Heute ist mein Frühstück ohne Haferflocken nicht zu denken.

Ich begann außerdem, ein Ernährungstagebuch zu führen, in dem ich alles notierte, was ich aß. Ich verschaffte mir auch einen Überblick über die Kalorien und die tatsächlichen Nährwerte in meinem Essen. Ich war erstaunt, wie oft ich mit meinen Einschätzungen falschgelegen oder mich zumindest grob verschätzt hatte. Olivenöl zum Beispiel gilt als absolut gesundes Lebensmittel – und ist es natürlich auch! Ertränkt man aber seinen Salat darin, kann dieser gesunde Salat einem die gesamte Kalorienbilanz des Tages verhageln. In dieser Zeit ermittelte ich auch erstmals meinen Energieumsatz, indem ich meinen Grundumsatz und meinen Leistungsumsatz berechnete und beides addierte. Mit diesen Angaben und mit den Informationen aus meinem Ernährungstagebuch konnte ich jeden Tag sehen, ob ich es wirklich geschafft hatte, in das gewünschte Kaloriendefizit zu kommen. Ich begann, mein Essen vorzukochen und sogar einen Wochenplan dafür zu entwerfen. Auch meine Sporttermine notierte ich verbindlich in diesem Plan. Auf diese Art und Weise habe ich nach und nach eine ganze Reihe von Grundsätzen und Regeln entwickelt, die heute ein ganz selbstverständlicher Teil meines Lebens sind.

Experten hatten mir gesagt, dass es etwa zwölf Wochen dauert, bis man sein Gehirn neu programmiert hat. Erst nach zwölf Wochen akzeptiert das Gehirn einen neuen Lifestyle als selbstverständlich und fragt den alten nicht mehr so nach. Wer also Softdrinks, Fastfood und Süßigkeiten gewohnt ist, wird zwölf Wochen lang, also ganze drei Monate, einen inneren Drang verspüren, wieder zu diesen ungesunden Lebensmitteln zu greifen. Genau so war es auch bei mir. Sobald man jedoch durchhält, versicherten mir die Experten, beginnt man plötzlich, Lust auf vollkommen andere Sachen zu haben, zum Beispiel Vollkornbrot mit Kräuterquark. Und tatsächlich, nachdem ich zu Hause einen Monat lang weiter trainiert und mich gesund ernährt hatte, spürte ich, dass mein Körper plötzlich nicht mehr nur nach Pizza und Pommes schrie, wenn ich Hunger hatte, sondern auch nach Falafel mit Kräuterquark oder Vollkornnudeln mit Gemüse und Hähnchen.

Dass ich mit meinen neuen Gewohnheiten und Regeln absolut auf dem richtigen Weg war, merkte ich spätestens im Kampf um den Finaleinzug. Mittlerweile wog ich 70,5 Kilogramm. Ich hatte es geschafft, zu Hause noch einmal mehr als 8 Kilogramm abzunehmen, und mein Wunschgewicht erreicht. Eigentlich war ich am Ziel. Aber so fühlte es sich für mich nicht an. Nachdem ich so weit gekommen war, wollte ich mehr. Jetzt wollte ich *The Biggest Loser* auch gewinnen. Und genau das habe ich dann einfach getan. Wie? Indem ich rund um meine Ernährung und meinen Sport einen Plan entwickelt habe, der für mich noch heute funktioniert. Und genau dabei will ich auch dir helfen.

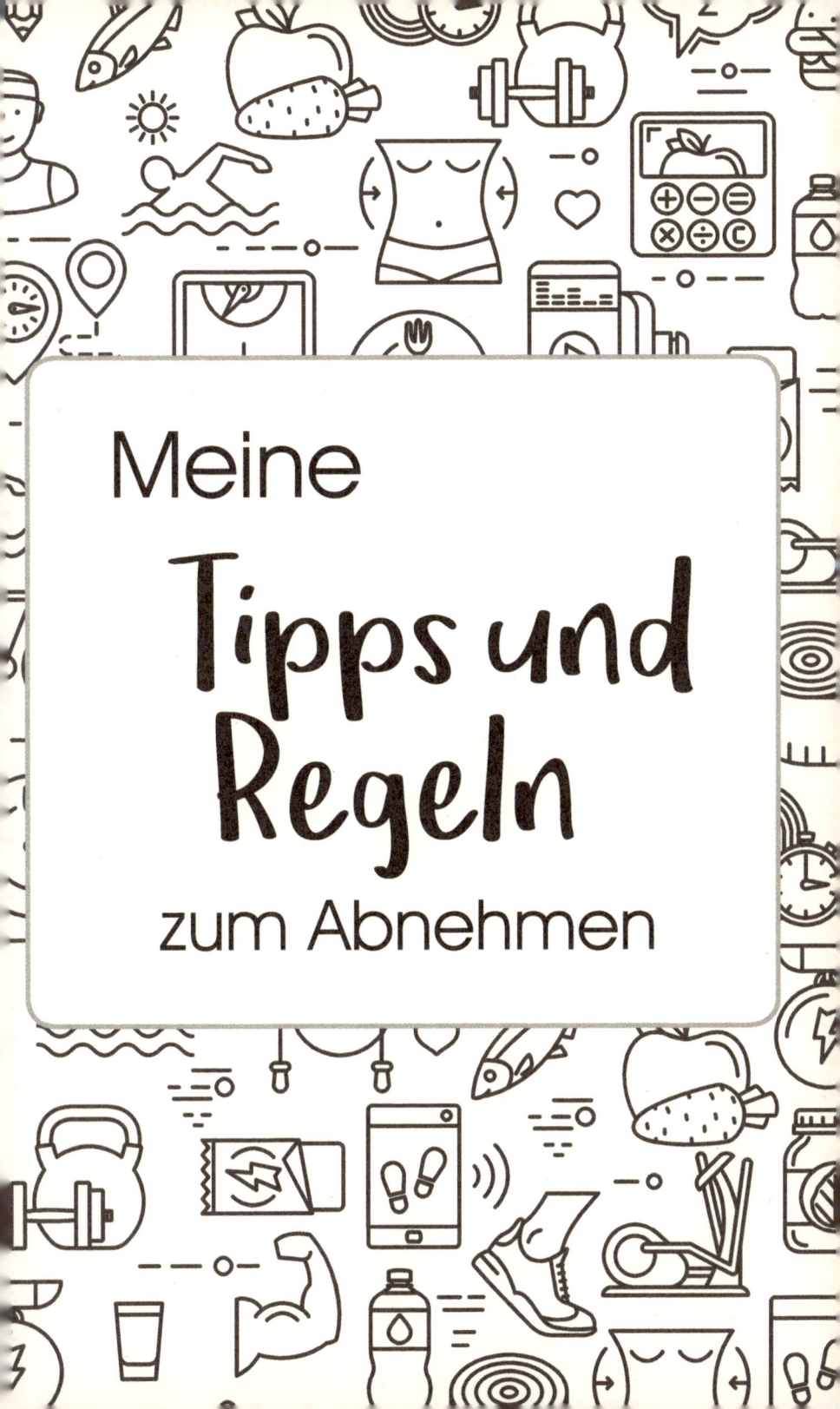

Meine

Tipps und Regeln

zum Abnehmen

Ich habe mich innerhalb von fünf Monaten halbiert. Ich habe mein Gewicht von 103,4 Kilogramm auf 50,2 Kilogramm reduziert und sage und schreibe 53,2 Kilogramm abgenommen. Noch heute kommen mir diese Zahlen unwirklich vor. Sie zeigen aber eben auch, was möglich ist, wenn man wirklich dranbleibt. Nach meinem Sieg bei *The Biggest Loser* lautete die häufigste Frage an mich:

Alexandra, wie hast du das eigentlich geschafft?

Grundlage für meinen Erfolg beim Abnehmen und in der Sendung waren drei Erkenntnisse:

1. Ich selbst entscheide darüber, wie ich aussehe. Ich entscheide, ob ich Junkfood esse oder mich gesund ernähre. Ich entscheide, ob ich zum Training gehe oder auf dem Sofa liegen bleibe. Wenn ich mich entscheide, aktiv zu werden, Sport zu treiben, und mich gesund ernähre, dann wird sich das in meinem Körper widerspiegeln.

2. Wer ein neues Leben haben will, kann es nicht genauso führen wie das alte. Aus dieser Erkenntnis ergaben sich für mich die folgenden Notwendigkeiten: Ich muss meinen Alltag umstellen, damit ich nicht mehr Gefahr laufe, so zu essen wie früher. Ich muss meine Routinen und Verhaltensmuster aufbrechen, die mich früher zum Essen verleitet haben. Ich muss lernen, wie mein Stoffwechsel und gesunde Ernährung überhaupt funktionieren. Ich brauche zum Abnehmen eine Wochenstruktur, in der gesunde Ernährung, Sport und vor allem auch Zeit für mich selbst ganz selbstverständlich Platz finden.

3. Führe keine Diskussionen mit dir selbst. Vor allem in den ersten Wochen nach der Zeit in Andalusien musste mich vor allem immer wieder zum Sport zwingen. Nach dem Training fühlte ich mich zwar in der Regel pudelwohl und glücklich, aber vor der Trainingseinheit vernahm ich immer wieder die Einflüsterungen meines Körpers: »Alex, lass es gut sein. Du hast doch schon so viel erreicht. Das muss doch jetzt nicht auch noch sein.« Es ist schon erstaunlich, wie überzeugend der innere Schweinehund sein kann. In dieser Zeit erinnerte ich mich immer wieder an einen Satz, den uns unser Trainer Ramin in Andalusien mit auf den Weg gegeben hatte:

Beginne keine Diskussionen mit dir selbst. Mach einfach.

♥

So banal diese dritte Erkenntnis sein mag, sie ist die wichtigste von allen dreien. Diese drei Punkte bilden das Fundament meines Erfolges beim Abnehmen. Hinzu kamen zahlreiche Tipps und Regeln, die mir geholfen haben, einen Plan zum Abnehmen zu entwickeln. Ich bin sicher, dass sie auch dir helfen können, eine gesunde Ernährung und ein gesundes Bewegungskonzept dauerhaft in deinen Alltag zu integrieren. Um dich zusätzlich zu motivieren, habe ich die Tipps und Regeln mit ein paar der Sprüche ergänzt, die meine Schwester mir mit in das Camp gegeben hat und die mir in schwierigen Stunden Hilfe und Trost waren. Hier ist der erste:

»Akzeptiere, was ist. Lass los, was war. Und hab Vertrauen in das, was wird.«

♥

1.
Was willst du erreichen?

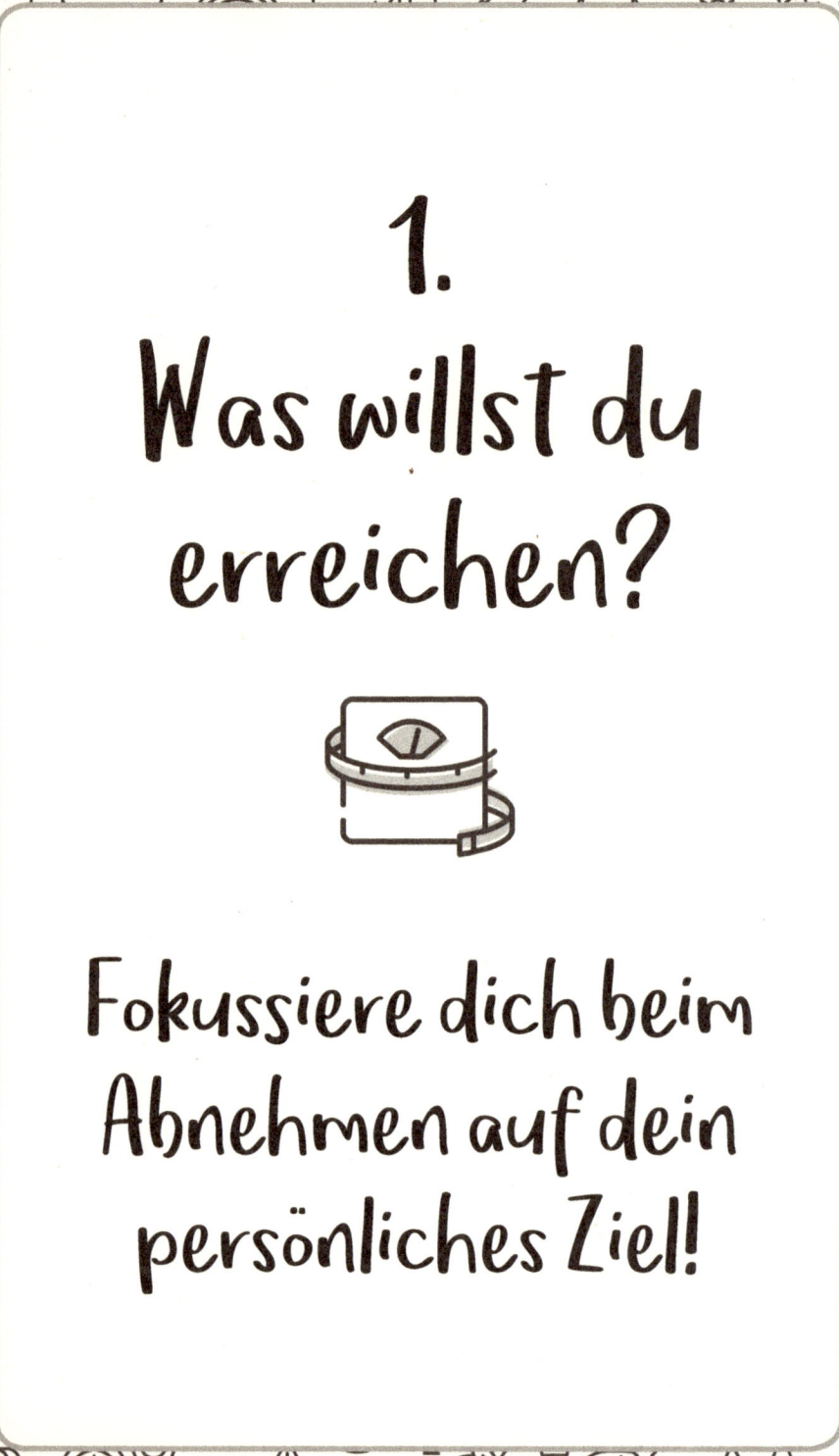

Fokussiere dich beim Abnehmen auf dein persönliches Ziel!

Bevor ich selbst bei *The Biggest Loser* mitmachte, war ich als Zuschauerin eine große Bewunderin der Leistungen der Kandidaten. Mich faszinierten die Ergebnisse, die die Sieger regelmäßig erzielten. Für mich galten diese Erfolge als Beweis, dass es möglich war, gegen die Fettleibigkeit nicht nur anzukämpfen, sondern auch zu gewinnen. Wirft man jedoch einen differenzierten Blick auf die Sendung, dann muss man auch feststellen: Viele Kandidaten schaffen es nicht, ihr massives Übergewicht loszuwerden. Sie verlieren vielleicht ein paar Kilo, aber eine vollständige Transformation hin zu einem normalen Gewicht gelingt ihnen nicht. Warum ist das so? Warum schaffen es einige wenige und viele andere nicht? Liegt es am fehlenden Willen? Oder daran, dass sie keinen Abnehmplan haben? Warum habe ich es geschafft und andere nicht?

Der vielleicht wichtigste Unterschied zwischen mir und manchen der anderen Kandidaten war, dass ich von Anfang an ein ganz konkretes Ziel hatte: Ich wollte so viel abnehmen, dass mein Gewicht keine gesundheitliche Belastung mehr für meinen Körper ist. Ich wollte wieder mein Wohlfühlgewicht von 70 Kilogramm haben. Das war mein Ziel. Und diesem Ziel hatte sich alles andere unterzuordnen. Mein Alltag, meine Familie und vor allem ich selbst. Ich glaube, es reicht nicht, sich einfach nur zu sagen, dass man abnehmen möchte.

Stell dich doch bitte einmal vor einen Spiegel und sage den folgenden Satz laut zu dir selbst:

»Ich möchte gern abnehmen.«

Und nun versuch das Gleiche noch einmal mit diesem Satz:

»Ich werde in sechs Monaten 100 Kilogramm statt 130 wiegen.«

Welcher der beiden Sätze fühlt sich für dich motivierender an? Ich denke, es ist der mit der konkreten Zahl. Allein die Energie, die davon ausgeht, dass man sich das Ziel selbst laut vorsagt, hat etwas Mitreißendes. Wenn ich mich so vor den Spiegel stelle, fühle ich mich sofort aufgefordert, daran zu arbeiten.

Du solltest dein Ziel nicht nur immer wieder zur Motivation laut vor dem Spiegel sagen, sondern es auch aufschreiben und irgendwo gut sichtbar aufhängen. An den Kühlschrank, an den Badezimmerspiegel, neben den Fernseher oder neben die Couch. Du kannst das Ganze auch noch mit einem Vertrag kombinieren, einem Vertrag mit dir selbst. In diesem Vertrag vermerkst du neben deinem Ziel auch die Anzahl deiner wöchentlichen Sporteinheiten und gelobst, dich in Zukunft gesund und ausgewogen zu ernähren.

Ich selbst habe mir extra ein kleines Büchlein gekauft – ich bin eben ein Augenmensch –, in das ich meine Ziele hineinschreiben konnte. In dem Buch habe ich neben meinen Zielen auch Gedanken und Gefühle sowie Erfolgserlebnisse notiert, so dass ich in schwierigen Zeiten immer auch mal wieder darauf schauen konnte, was ich bereits geleistet hatte.

Wenn du es mit dem Abnehmen ernst meinst, empfehle ich auch dir, dir ein konkretes Ziel zu setzen. Das ist wichtig, weil es dir hilft, dich zu fokussieren. Wenn du einfach nur abnehmen willst, weißt du nie genau, wo du eigentlich stehst. Mit einem konkreten Ziel vor Augen weißt du immer, wie viel dir noch fehlt und dass du weitermachen musst. Das kann manchmal auch sehr ernüchternd sein. Vor allem, weil sich die Geschwindigkeit, mit der du abnimmst, immer wieder ändern wird. Über diese Tiefs helfen dir Zwischenziele hinweg. Mach dir außerdem immer bewusst, dass jede gesunde Mahlzeit und jede Sporteinheit dich deinem Ziel näher bringen. Auch wenn es nur ein kleiner Schritt ist.

»Manchmal ist ein kleiner Schritt in die richtige Richtung der größte Schritt deines Lebens. Geh ihn wenn nötig auf Zehenspitzen, aber geh ihn.«

(aus meinem persönlichen Motivationstagebuch
im *The Biggest Loser*-Camp)

Leichter abnehmen – mit einem Ziel vor Augen

Ein konkretes Ziel, niedergeschrieben und vielleicht sogar gut sichtbar aufgehängt, hilft dir. Um
ein konkretes Ziel zu formulieren, helfen dir die
folgenden drei Punkte weiter.

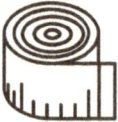

1. *Mache dir klar, welches Zielgewicht du erreichen möchtest.*
   Und setze dir ein entsprechendes Zeitlimit.
   Mein ursprüngliches Ziel lautete: Ich möchte innerhalb der
   fünf Monate, die The Biggest Loser läuft, wieder 70 Kilo-
   gramm wiegen.

2. *Setze dir Zwischenziele, die du auf dem Weg erreichen willst.*
   Das können zum Beispiel auch sportliche Bestmarken sein.
   Etwa: Ich möchte 20 Kniebeugen schaffen. Ich möchte
   20 Liegestütze schaffen. Ich möchte 5 Kilometer in 40 Minu-
   ten joggen. Hast du diese Zwischenziele erreicht, stecke dir
   neue!

3. *Mache dir klar, warum du deine Ziele erreichen willst. Finde*
   mindestens drei gute Gründe.
   Ich wollte erstens meinen Bluthochdruck loswerden und kei-
   ne Tabletten mehr dafür nehmen müssen. Zweitens wollte ich
   meinen Alltag wieder ohne körperliche Probleme leben kön-
   nen. Ich wollte ganz normal in die Hocke gehen und wieder
   aufstehen können. Die Treppen in meine Wohnung hochstei-
   gen, ohne kurz vorm Herzinfarkt zu sein. Ich wollte von mei-

nem Körper nicht mehr ständig in die Schranken verwiesen werden. Und drittens wollte ich mich wieder wohlfühlen, wieder ich selbst sein und all die Sachen machen, die ich gerne mache. Zum Beispiel Karussell fahren, statt aus Angst, nicht in den Sitz zu passen, nur danebenzustehen. Ich wollte mich nicht mehr verstecken müssen und endlich wieder Klamotten shoppen, die mir gefallen, und nicht immer nur das nehmen müssen, was in großen Größen noch da ist.

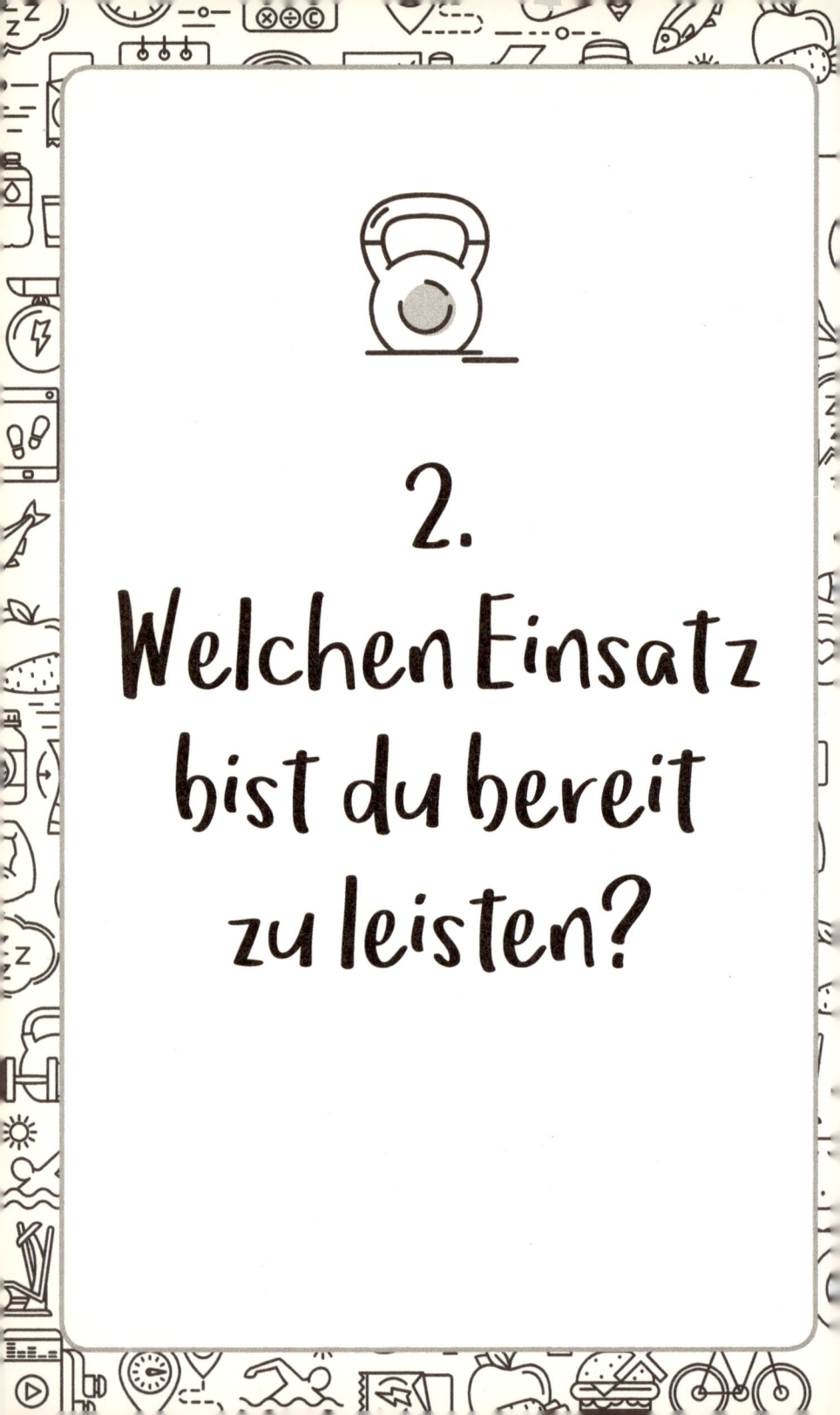

2.

Welchen Einsatz bist du bereit zu leisten?

Sobald du dein persönliches Ziel formuliert hast, solltest du dir zudem ein paar Gedanken über den Aufwand machen, den du investieren willst, um dein Ziel zu erreichen. Wenn man Gewicht verliert, durchlebt man drei Phasen. Die Abnehmphase, die Jo-Jo-Phase und die Stabilisierungsphase. In der Abnehmphase verliert man relativ schnell und leicht Gewicht. In der Jo-Jo-Phase kämpft der Körper gegen das Abnehmen. In der Stabilisierungsphase bestimmt dann der Aufwand, den du betreibst, wie es mit deinem Gewicht weitergeht.

Wer statt 130 lieber 75 oder 80 Kilogramm wiegen will, aber gleichzeitig dreimal in der Woche mit Cocktails, Wein und Bier feiern geht oder dreimal in der Woche einen großen Berg Gyros mit Pommes beim Griechen isst, der wird sein Ziel nicht erreichen. Wer nicht bereit ist, drei oder vier Sporteinheiten pro Woche in seinen Alltag einzubauen, wird sehr lange auf sein Wunschgewicht warten müssen. Oder er wird sich später sehr schwertun, sein Gewicht stabil zu halten.

Um mein Siegergewicht von 50 Kilogramm zu erreichen, musste ich sehr hart arbeiten. In den letzten Wochen vor dem Finale machte ich täglich vier bis sechs Stunden Sport, obwohl mein innerer Schweinehund schrie:»Hör auf! Du brauchst das auch nicht mehr.« Ja, ich brauchte es vielleicht nicht mehr, aber ich wollte es. Unbedingt! In dieser Zeit habe ich auch die Menge an Kohlenhydraten in meiner Nahrung immer weiter reduziert. Zum Schluss habe ich sogar komplett auf Kohlenhydrate verzichtet. Jeder, der das schon einmal gemacht hat, weiß, wie sehr das auf die Stimmung schlägt. Man wird unheimlich leicht reizbar und sogar aggressiv. Mir war aber von Anfang an klar, dass die 50 Kilogramm ein Gewicht sind, das ich mir erarbeite, um in der Sendung zu gewinnen. Zum einen, weil ich mir selbst beweisen wollte, dass ich es schaffe, und zum anderen, weil ich spätestens ab dem Halbfinale gesehen hatte, dass ich eine realistische Chance auf die Gewinnsumme von 50.000 Euro hatte.

Heute wiege ich 65 Kilogramm und fühle mich sehr wohl damit. Ich habe mich ganz bewusst dagegen entschieden, mein Siegergewicht zu halten. Ich würde auch heute wieder ein Gewicht von 50 Kilogramm schaffen. Aber das würde ganz klar bedeuten, dass ich bei der Ernährung auf Dinge verzichten müsste, auf die ich nicht verzichten will. Wenn ich am Wochenende mit meinen Freunden ausgehe, möchte ich nicht sagen müssen: »Nein, das Glas Wein kann ich leider nicht trinken, weil ich heute schon soundso viele Kalorien zu mir genommen habe.« Mein neues Ziel nach dem *The Biggest Loser*-Finale lautete daher:

Ich will einen fitten Körper, aber ich will mich dafür nicht die ganze Zeit kasteien.

❤

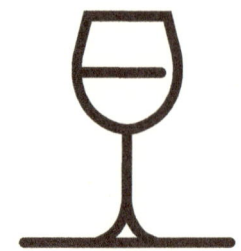

Noch immer mache ich sechsmal in der Woche Sport mit einem Ruhetag. Ich bin in der Lage, ohne Probleme 10 Kilometer am Stück zu joggen. Das ist mir wichtig. Es geht mir nicht darum, einem bestimmten Schönheitsideal zu entsprechen – ich möchte einfach nur fit sein und mich in meinen jetzt wieder gesunden Körper einfach nur wohl fühlen.

Mache dir beim Abnehmen daher immer wieder klar, welchen Aufwand du betreiben möchtest oder kannst, und setze dir ein realistisches Ziel, das du mit diesem Aufwand erreichen kannst. Dabei sollte dein Sportprogramm gleich neben einer dauerhaften Ernährungsumstellung die oberste Priorität haben. Gestalte es so umfangreich wie möglich.

Doch selbst wenn du dein Ziel vernünftig definiert hast, lauern immer noch zahlreiche Hindernisse auf deinem Weg. Besonders gefährlich sind die zahlreichen Ausreden und Entschuldigungen, die dafür sorgen, dass es mit dem Sport diese Woche doch nicht klappt oder dass du für das Zubereiten einer gesunden Mahlzeit keine Zeit findest.

3.

Ich würde ja gern abneh- men, aber ...

Wie du mit dem Abnehmen endlich loslegst!

(statt ständig Ausreden zu erfinden)

Nahezu überall auf der Welt werden die Menschen immer dicker. Wirklich überall. Galten 1975 gerade mal 105 Millionen Menschen weltweit als stark übergewichtig, waren es 2016 bereits 641 Millionen Menschen. Adipositas ist längst ein größeres Problem als der Hunger. Die Zahlen zum »normalen« Übergewicht sind noch erschreckender: 2,1 Milliarden Menschen auf der Welt wiegen mehr, als gesund für sie ist. In Deutschland sind 64 Prozent der Männer und 49 Prozent der Frauen betroffen. Die gewaltige Zunahme des Übergewichts in fast allen Ländern der Erde sorgt dafür, dass sich auch immer mehr Mediziner mit der Erforschung der Ursachen des Übergewichts beschäftigen. Mittlerweile ist klar, dass neben falscher Ernährung und zu wenig Bewegung auch die genetische Veranlagung, Stress, Schlafmangel sowie bestimmte Medikamente (wie zum Beispiel Betablocker gegen Bluthochdruck, Antidepressiva und Medikamente mit kortisonähnlicher Wirkung) zu den Ursachen von Übergewicht und Fettleibigkeit zählen.

Vor allem nachdem ich gelesen hatte, dass auch Mittel gegen Bluthochdruck dazu führen können, dass man an Gewicht zulegt, wurde mir bewusst, in was für einer komischen Welt wir eigentlich leben. Ich meine, mein massives Übergewicht war die Ursache dafür, dass ich anfing, unter Bluthochdruck zu leiden. Um dieses Problem zu beseitigen, wurde mir allerdings ein Medikament verschrieben, das unter Umständen sogar dazu führen kann, dass man weiter an Gewicht zunimmt. Natürlich hatte mir mein Arzt auch gesagt, dass ich dringend abnehmen musste. Aber gleichzeitig gab er mir mit den Tabletten ein Alibi an die Hand, dass sich das Problem mit dem Bluthochdruck eben auch erst mal so lösen ließe. Das habe ich damals natürlich auch gern geglaubt, und so waren die Tabletten eine von meinen zahlreichen Ausreden, um das Abnehmen aufzuschieben:

- Immer dieser Stress auf der Arbeit.
  (Den habe ich zwar immer noch manchmal, und ja, Stress unterstützt die Gewichtszunahme. Aber heute kompensiere ich Stress nicht mehr mit Essen, sondern nehme mir ganz bewusst eine Auszeit, nur für mich.)

- Wenn ich schon zwei Stück Kuchen hatte, sagte ich mir, dass das dritte nun auch keinen Unterschied mehr machen würde.
  (Mehr Kalorien sind mehr Kalorien. Und spätestens auf der Waage werden sie alle gezählt.)

- Fühlte ich mich am Abend müde und schwer, redete ich mir ein, dass der Tag eben verdammt anstrengend gewesen war und dass es an so einem Tag jedem so gehen würde. Morgen früh würde ich mich bestimmt viel schöner und erholter fühlen.
  (Heute weiß ich, dass ich k. o. war, weil mein Körper mit seiner Kraft am Ende war. Er hatte einfach so viel zu schleppen.)

- Die Jeans, die mir nicht mehr passten, waren bestimmt aus Versehen zu heiß gewaschen worden oder zu lange im Trockner gewesen.
  (Ich habe immer noch denselben Trockner wie früher. Aber jetzt funktioniert er viel besser als früher und nichts läuft mehr ein.)

- Meine Periode und die Hormone waren schuld daran, dass ich in den letzten Tagen so unkontrolliert gegessen hatte.
  (Hm, von der Menopause bin ich noch weit entfernt. Heute komme ich locker ohne Fressattacken durch meine Periode.)

- Frauen nehmen viel schwerer ab als Männer.
  (Tja, aber Frauen können trotzdem bei *The Biggest Loser* gewinnen.)

- Ein bisschen Übergewicht ist ja gar nicht so schlimm. Und außerdem hat ja eh jeder ein paar Kilo zu viel auf den Hüften.
  (An »das bisschen Übergewicht« habe ich auch lange geglaubt. Bis mich mein Bluthochdruck eines Besseren belehrte. Und nur weil viele andere ihren Körper ebenfalls vernachlässigen, braucht man es selbst nicht auch zu machen.)

- Es ist doch unhöflich, Nein zum Essen zu sagen – auch wenn ich eigentlich schon satt bin. XY stand schließlich über eine Stunde in der Küche und hat sich so viel Mühe mit dem Essen gegeben.
  (Noch heute fällt es mir schwer, »Nein« zu sagen, wenn mir Essen angeboten wird. Aber was zu viel ist, ist einfach zu viel.)

- Das unförmige Etwas auf dem Foto soll ich sein? Niemals. Da fällt das Licht ungünstig oder das Objektiv hat da was verzerrt.
  (Klarer Fall von Knick in der Optik – aber in meiner eigenen.)

- In diesen engen Klamotten kann ich doch unmöglich ins Fitnessstudio gehen?! Darin sehe ich doch viel zu fett aus! Und alle werden mich anglotzen und sich lustig über mich machen.
  (Die Scham, mich anderen zu zeigen, war jahrelang mein Gefängniswärter.)

- Ich habe halt schwere Knochen. Deswegen wiege ich so viel.
  (Ich schwöre, dass meine Knochen noch immer dieselben sind, obwohl ich heute viel weniger wiege als früher.)

- Jetzt mit einer Diät zu starten ergibt gar keinen Sinn, in den kommenden Wochen stehen so viele Geburtstage und Feierlichkeiten an. Das ist einfach nicht der richtige Zeitpunkt.
  (Eine meiner Lieblingsausreden.)

- Ich habe gerade nicht die Energie, die ich für Sport und Abnehmen brauche. Sobald ich mich besser fühle, lege ich los.
  (Nur woher sollte mein Körper ohne jedes Training neue Energie bekommen? Unser Körper leistet nur das, was er muss. Kein Sport/ keine Bewegung = keine Energie.)

- Ich habe keine Zeit für eine Stunde Sport. Kurze Sporteinheiten von nur 20 Minuten bringen nichts und zahlen sich auch nicht aus.
  (Heute weiß ich, dass schon 20 Minuten Training unheimlich viel bewirken können. Und zwar in jedem Alter und auf jedem Fitnessniveau.)

- Ich schaffe es eh nicht einmal, zehn Minuten durchzuhalten. Dafür lohnt es sich gar nicht erst anzufangen.
  (Doch, doch, doch! Zehn Minuten, in denen das Herz am Anschlag schlägt, machen es stärker für das nächste Training.)

- »Nach der Arbeit bin ich immer so fertig, da ist kein Sport mehr drin.« – »Dann trainier doch am Morgen.« – »Ich bin leider kein Morgenmensch. In der Früh kriege ich gar nichts gebacken.«
  (Ein klassischer Dialog mit meinem alten Ich.)

- Ohne Chips und Pizza – das ist doch kein Leben.
  (Das höre ich heute immer noch von vielen Workshop-Teilnehmern.
  Für mich war die Zeit mit einem Gewicht von mehr als 100 Kilo-
  gramm kein Leben.)

- Allein Sport machen ist mir zu langweilig. Und ich hab ja niemanden,
  der Sport mit mir macht.
  (Ab ins Gruppentraining im Fitnessstudio! Und nicht die Ausrede
  mit den Klamotten benutzen!)

- Ich bin viel zu schwer für Sport. Sobald ich etwa anfinge zu joggen,
  würde mir alles wehtun.
  (Ja, es wird wehtun. Und ich hoffe, dass ich dich auf den folgenden
  Seiten davon überzeugen kann, dass diese Schmerzen etwas Gutes
  sind.)

Manchmal habe ich das Gefühl, dass man als übergewichtiger Mensch
von Ausreden geradezu umzingelt ist. Es scheint immer welche zu geben. Man braucht nur zuzugreifen, und schon hat man wieder einen
Grund, warum das mit dem Abnehmen nicht so recht gelingen kann.
Nur man selbst ist daran nicht schuld. Es sind immer irgendwelche äu-
ßeren Umstände, die für das Übergewicht oder das Nichtabnehmen
verantwortlich sind. Im äußersten Fall müssen eben die Gene als Be-
gründung herhalten.

Letztere Ausrede begegnet einem wieder häufiger, seit zahlreiche Studien tatsächlich einen Zusammenhang zwischen der genetischen Veranlagung und dem Gewicht festgestellt haben. Ja, es gibt Menschen,
die aufgrund ihres Stoffwechsels leichter zunehmen als andere. Um das

herauszufinden, hatten die Forscher die Gene von dünnen Menschen mit denen von stark übergewichtigen verglichen. Außerdem zeigte eine Untersuchung adoptierter Kinder, dass deren Gewicht eher mit dem Gewicht der leiblichen Eltern übereinstimmte als mit dem der Adoptiveltern. Was jedoch keine dieser Studien berücksichtigte: Mittlerweile haben Forscher auch längst herausgefunden, dass unser Essverhalten und unsere Sportaktivitäten sich direkt in unserer DNA niederschlagen. Denn gesundes Essen und Sport verändern unsere Gene. Andersherum ist das natürlich genauso. Es stellt sich daher die Frage, ob die genetischen Unterschiede angeboren sind oder ob der jeweilige Lebenswandel mit dazu beigetragen hat, dass sich die DNA eines übergewichtigen Menschen ganz automatisch von der eines Menschen mit Normalgewicht unterscheidet. Nämlich indem sich falsche Ernährung und Bewegungsmangel bereits in die Gene eingeschrieben haben.

Derzeit kämpfen zahlreiche Mediziner darum, dass Adipositas weltweit als Krankheit anerkannt wird. Die Weltgesundheitsorganisation hat das bereits um die Jahrtausendwende getan. Obwohl noch kein medizinischer Zusammenhang mit anderen Suchterkrankungen nachgewiesen ist, hat sich im allgemeinen Sprachgebrauch der Begriff Fettsucht für die Adipositas längst verfestigt. Mir ist auch aufgefallen, dass für manche Übergewichtige die Einstufung der Adipositas als Krankheit geradezu ein Trost ist. Denn krank wird schließlich jeder mal – Grippe, Schnupfen, Kopfschmerz, Adipositas. Das kann man halt kriegen.

Ja, Adipositas ist eine Krankheit. Das heißt aber nicht, dass man nicht wieder gesund werden kann. Starkes Übergewicht ist kein Schicksal. Es stimmt, dass manche von uns härter gegen ihr Übergewicht kämpfen müssen als andere. Das kann man bejammern, bedauern und beklagen oder als ungerecht empfinden. Oder man kann auch einfach hinnehmen, dass man gegen diese Krankheit eben mehr unternehmen muss als andere Menschen.

»Erfolg hat drei Buchstaben: TUN.«

(aus meinem persönlichen Motivationstagebuch
im *The Biggest Loser*-Camp)

Eine gesunde Ernährung und Bewegung werden dir immer guttun. Egal wie gut oder schlecht deine körperlichen und genetischen Voraussetzungen sind. Und selbst wenn dir deine genetische Veranlagung beim Abnehmen ganz besonders im Weg stehen sollte, spricht nichts dagegen, dass du dir andere Verbündete im Kampf gegen dein Übergewicht an die Seite holst. Familie, Freunde, Trainer: Sie alle können dich stärker machen, als du es allein bist. Mein nächster Rat an dich lautet deshalb:

Krankheiten, die durch starkes Übergewicht begünstigt werden:

- Bluthochdruck
- Gestörter Fettstoffwechsel
- Altersdiabetes
- Herz-Kreislauf-Erkrankungen
- Fettleber
- Probleme an den Gelenken
- Krebserkrankungen
- Demenz

4.

Hole dir zum Abnehmen jede Hilfe, die du kriegen kannst!

Während ich bei *The Biggest Loser* war, ist mir zwar klargeworden, dass ich selbst die wichtigste Person im Kampf gegen mein Übergewicht bin, aber ich habe auch gemerkt, dass es mir leichterfällt dranzubleiben, wenn ich mir Hilfe von außen hole und mein persönliches Umfeld in mein Abnehmprojekt einbinde. Deswegen habe ich mich auch ganz bewusst dafür entschieden, zum Sport ins Fitnessstudio zu gehen und nicht zu Hause allein – zum Beispiel mit Bodyweight-Übungen – zu trainieren. Auch das ist eine Möglichkeit, aber ich weiß, dass ich den Einflüsterungen, das Training sausen zu lassen, zu Hause viel leichter nachgegeben hätte.

Die Termine im Fitnessstudio fühlten sich für mich verbindlicher an. Ich hatte zugesagt, dass ich komme, also musste ich auch dorthin. Außerdem hatte ich im Studio sofort angefangen, eine Beziehung zu den Trainern aufzubauen. Ich habe ihnen von meinen Plänen berichtet und sie genau wie Ramin auch mit meinen Fragen gelöchert. Wenn ich mich von ihnen mit den Worten »Bis morgen!« verabschiedete und am nächsten Tag dann doch mal nicht da war, hieß es sofort: »Wo warst du denn gestern!?«

Wenn du merkst, dass es auch dir schwerfällt, aus deiner Komfortzone herauszukommen, können dir Verabredungen mit einem Sportpartner helfen. Auch diese Verabredungen sagt man nicht so leicht ab wie ein Training allein. Und ich bin mir sicher, dass dir deine Freunde gerne helfen. Nur keine falsche Scham!

Als ich zurück zu meiner Arbeitsstelle in den Kindergarten kam, hatte ich zum Beispiel das Problem, dass überall Essen herumstand. Irgendein Kind feierte schließlich immer gerade Geburtstag oder Abschied und hatte herrlich duftende Brezeln, leckere Kuchen oder Muffins mitgebracht. Wenn die Kinder nicht alles schafften, standen die Reste immer verlockend in der Küche herum. »Komm, greif zu«, hörte ich meinen inneren Schweinehund flüstern, sobald ich die Küche betrat. »Von einem kleinen Stück wirst du schon nicht gleich zunehmen. Da passiert doch nichts.« Um der Verführung nicht mehr ausgesetzt zu sein, fragte ich meine Kollegen, ob wir die Reste nicht einfach auch in den Kühlschrank stellen können, damit ich da nicht immer so draufschauen muss. Das war für niemanden ein Problem. Und ich musste den Verlockungen nicht mehr widerstehen.

Auf die Idee war ich aber nicht allein gekommen. Friedrich, unser Ernährungsberater im Camp, hatte mich darauf gebracht. Nach der Zeit im Camp in Andalusien waren wir zu Hause zwar komplett für uns allein verantwortlich, wir hatten aber auch die Möglichkeit, mit unseren Trainern und unserem Ernährungsberater in Kontakt zu bleiben und mit ihnen zu mailen und zu telefonieren. Während einige Kandidaten davon gar keinen Gebrauch gemacht haben, habe ich sowohl Ramin als auch Friedrich immer wieder mit meinen Fragen gelöchert. Nachdem ich Friedrich die Situation an meinem Arbeitsplatz am Telefon geschildert hatte, stupste er mich mal wieder an:

»Was könnten du und deine Kollegen denn anders machen? Wie sähe denn für dich eine Lösung des Problems aus?«

»Der Kuchen sollte einfach nicht da sein.«

»Gibt es denn einen Kühlschrank in eurer Küche?«

»Ja klar.«

»Könnte der Kuchen nicht dorthin verschwinden?«

Mist, da hätte ich eigentlich auch selbst draufkommen können. Aber genau so war Friedrich. Immer wieder animierte er einen, sein Leben aktiv zu gestalten und in die Hand zu nehmen. Dinge anzupacken und zu verändern, anstatt sich als Opfer der Umstände zu sehen.

Die Gespräche mit Friedrich und Ramin, aber auch mit anderen Experten brachten mich immer wieder auf neue Ideen. Wenn man im Training und in der Küche immer dasselbe macht, ist Langeweile die Folge und man verliert die Lust weiterzumachen. Der Austausch mit anderen erweitert deinen Horizont und kann dich motivieren, wenn du mal in einem emotionalen Tief stecken solltest. Es ist ganz normal, dass man nicht immer Lust auf seinen Sport und eine gesunde Ernährung hat. Umso wichtiger sind Familie, Freunde und Bekannte oder eben Trainer, die dich dann aus deinem Stimmungstief herausholen und dich in diesen für dich schwierigen Zeiten dazu motivieren dranzubleiben, bis du wieder selbst genügend Kraft hast, um deine Ziele weiter zu verfolgen.

5.

Akzeptiere, dass du nie wieder so essen wirst wie früher!

Die Umstellung auf eine gesunde Ernährung bedeutet nicht, dass du nie wieder eine Pizza oder einen Burger essen darfst. Allerdings musst du dich darauf einstellen, dass Pizza und Burger die Ausnahme und nicht die Regel sein werden. Außerdem werden in Zukunft sehr viel mehr Gemüse und Salat auf deinem Speiseplan stehen. Und zwar für den Rest deines Lebens. Anders funktioniert es nicht.

Der Grund dafür ist einfach die unterschiedliche Energiedichte von Gemüse und Weizenmehlprodukten. Eine 100 Gramm schwere Laugenbrezel liefert beispielsweise etwa 300 Kalorien. Und wer weiß es besser als ich, wie schnell man so eine Laugenbrezel mal zwischendurch weggeatmet hat! Würdest du dieselbe Menge Kalorien in Form von Bratkartoffeln zu dir nehmen, dürfte es schon eine gute 200-Gramm-Portion sein. Und bei einer Zucchini-Pfanne müsste man sogar ein Kilogramm essen, um auf 200 Kalorien zu kommen. Das schafft man jedoch kaum, da man vorher längst satt ist.

Eine Rückkehr zur alten Ernährung kann es jedoch auch deswegen nicht geben, weil dein Körper ein Leben lang anfällig für eine Gewichtszunahme bleibt. Denn:

Keine Diät der Welt reduziert die Anzahl der Fettzellen in deinem Körper.

♥

Ja, richtig gelesen. Die Anzahl der Fettzellen in unserem Körper bleibt immer gleich. Sie nimmt ungefähr bis zum 20. Lebensjahr zu und pendelt sich im Normalfall dann ein. Wer bereits als Kind oder Jugendlicher Übergewicht hatte, hat deshalb sehr viel mehr Fettzellen in seinem Körper als ein normalgewichtiger Mensch. Diese Fettzellen warten nur darauf, wieder gefüllt zu werden. Nicht einmal Fettabsaugungen helfen, die Zahl der Fettzellen dauerhaft zu verringern. Mittlerweile haben Wissenschaftler herausgefunden, dass die abgesaugten Fettzellen einfach an anderer Stelle neu gebildet werden. Wer sich also Fett am Bauch absaugen lässt, kriegt womöglich schon bald dickere Oberschenkel oder Fettablagerungen an den Armen.

Auch ich merke, dass ich noch immer dazu neige, sehr schnell Fett anzusetzen, wenn ich mal für eine oder zwei Wochen den Schlendrian einkehren lasse. Aber das ist keine Entschuldigung oder Ausrede für mich. Das ist halt so. Deswegen muss ich eben mehr tun als jemand, der sein ganzes Leben lang normalgewichtig war, um mein Gewicht zu halten. Also: Akzeptiere, dass du nie wieder so essen wirst wie früher. Aber keine Angst, du wirst weder ständig Hunger leiden noch dich permanent kasteien müssen.

> »Wenn du etwas erreichen willst, was du noch nie geschafft hast, musst du etwas tun, was du noch nie getan hast.«

(aus meinem persönlichen Motivationstagebuch
im *The Biggest Loser*-Camp)

So funktionieren die Fettzellen in unserem Körper

Fettzellen sind ein wichtiger Teil unseres Körpers. In einem normalen Körper stecken etwa 75 Milliarden dieser Zellen. Ohne sie würde unser gesamter Stoffwechsel nicht funktionieren. Die Aufgabe der Fettzellen ist es, Energie zu speichern und bei Bedarf wieder abzugeben. Im Normalfall sind Fettzellen nicht sehr groß und zudem sehr leicht. Sie wiegen lediglich um die 0,5 Mikrogramm. Nehmen wir jedoch mehr Energie zu uns, als wir verbrauchen, wird das überflüssige Fett in den Fettzellen gelagert, die dann auf das 200-Fache ihrer Normalgröße anwachsen können. Wenn wir nun Fett abbauen, also weniger Energie zu uns nehmen, als wir benötigen, geben die Fettzellen das gespeicherte Fett wieder ab und schrumpfen. Die Zellen selbst bleiben jedoch da und warten geduldig darauf, wieder gefüllt zu werden. Sie verschwinden also nicht, wenn wir abnehmen. Selbst Menschen, die verhungert sind, haben noch Fettzellen in ihrem Körper.

Bis zum frühen Erwachsenenalter kann die Zahl der Fettzellen in unserem Körper zunehmen. Danach bleibt sie gleich. Außer im Fall von massiver Fettleibigkeit. Dann kann die Zahl der Fettzellen auf bis zu 300 Milliarden anwachsen. Klar, dass Personen mit so vielen Fettzellen leichter Fett ansetzen als andere. Aber auch sie können abnehmen. Allerdings dürfte es für sie schwerer werden. Wenn die Fettzellen ihr Fett abgeben müssen, senden sie Signale ans Hirn, die unseren Appetit zusätzlich anregen. Gerade deswegen ist es so wichtig, dem mit einer ausgewogenen Ernährung, die möglichst lange satt macht, entgegenzuwirken. Etwa 10 Prozent der Fettzellen in unserem Körper werden pro Jahr erneuert. Dabei werden die alten Fettzellen komplett durch neue ersetzt.

6.
Kenne deinen Energieumsatz!

Abnehmen funktioniert nur über ein Kaloriendefizit. Wenn du mehr Energie verbrauchst, als du zu dir nimmst, gleicht der Körper das Defizit mit der Energie aus, die in deinen Fettzellen gespeichert ist. Die Folge: Du nimmst ab. Wenn du wissen willst, ab wann du dich im Kaloriendefizit befindest, musst du deinen Energieumsatz kennen, also die Energie, die dein Körper jeden Tag verbrennt. Wie hoch dein Energieumsatz ist, hängt von deinem Grundumsatz und von deinem Leistungsumsatz ab. Beides zusammen ergibt den sogenannten Energieumsatz, deinen täglichen Energiebedarf, den du durch deine Nahrung zu dir nehmen solltest. Berechnen wir nun also erst einmal deinen Grundumsatz, also die Energie, die dein Körper allein für das Aufrechterhalten seiner Lebensfunktionen braucht, mit der sogenannten Harris-Benedict-Formel:

Die Grundumsatzformel für Frauen:

Grundumsatz = 655 + (9,5 x Körpergewicht in kg) + (1,9 x Körpergröße in cm) – (4,7 x Alter in Jahren)

Die Grundumsatzformel für Männer:

Grundumsatz = 66 + (13,8 x Körpergewicht in kg) + (5,0 x Körpergröße in cm) – (6,8 x Alter in Jahren)

Bei mir sieht die Berechnung so aus:

Alexandra ist 35 Jahre alt, 163 cm groß und wiegt 65 kg. Ich trage diese Angaben in die Harris-Benedict-Formel ein.

655 + (9,5 x 65 kg) + (1,9 x 163 cm) – (4,7 x 35) = 1418

Mein Grundumsatz, den ich brauche, um meine Körperfunktionen wie die Atmung, den Kreislauf oder die Verdauung aufrechtzuerhalten, beträgt also 1418 Kalorien pro Tag.

Der Grundumsatz berücksichtigt jedoch noch nicht, wie viel ich mich am Tag bewege oder wie schwer meine Arbeit ist. Also muss ich neben meinem Grundumsatz auch den Leistungsumsatz berechnen. Der Leistungsumsatz wird oft auch mit PAL (**P**hysical **A**ctivity **L**evel) abgekürzt. Ihn musst du mit Hilfe von verschiedenen Faktoren berechnen, die sich an unterschiedlichen Aktivitätslevels deines Tages orientieren.

Die verschiedenen Aktivitätslevel und ihre Faktoren:

Aktivitätslevel	Faktor
Nur sitzen oder liegen/schlafen	1,2
Sitzen, kaum körperliche Aktivität (leichte Tätigkeit, z. B. im Büro sitzen, Alltagsbeschäftigungen)	1,4 – 1,5
Sitzen, gehen und stehen (leichte bis mittlere Tätigkeit, z. B. Schüler oder Studenten, Kraftfahrer, Labor- und Fabrikarbeiter, deren Arbeit mit einer mäßigen körperlichen Beanspruchung einhergeht)	1,6 – 1,7
Hauptsächlich stehen und gehen (mittlere Tätigkeit, z. B. Erzieher, Verkäufer, Handwerker, Kellner, Hausarbeit)	1,8 – 1,9
Körperlich anstrengende Tätigkeit (schwere Tätigkeit, z. B. Bauarbeiter, Landwirt oder bei Sport und Fitness)	2,0 – 2,4

Um deinen Leistungsumsatz – PAL – zu berechnen, ermittelst du die Stundenzahl, die du mit jeder dieser Tätigkeiten beschäftigst bist, und multiplizierst sie mit dem entsprechenden Faktor.

Zähle anschließend alle Werte zusammen und dividiere das Ergebnis durch 24. Das ist dein PAL.

Nun musst du nur noch den Grundumsatz mit deinem PAL multiplizieren und du erhältst deinen durchschnittlichen Kalorienbedarf pro Tag.

Ein Beispiel:

Ich habe meinen Grundumsatz berechnet und will nun wissen, wie hoch mein Leistungsumsatz ist. Ich schlafe im Durchschnitt etwa acht Stunden. Ich bin Erzieherin, übe also eine mittlere Tätigkeit aus. Diese Arbeit dauert acht Stunden. Ich trainiere täglich etwa zwei Stunden im Studio. Den restlichen Tag, etwa sechs Stunden, verbringe ich damit, zur Arbeit zu fahren, auf der Couch zu liegen, einkaufen zu gehen und natürlich zu kochen.

Aus diesen Tätigkeiten berechne ich nun meinen PAL:

$$(1,2 \times 8) + (1,8 \times 8) + (2,0 \times 2) + (1,4 \times 6) = 36,4$$

Schlafen + Arbeiten + Sport + Alltag = Gesamtaktivität

Die Zahl der Gesamtaktivität teile ich nun durch 24 und erhalte meinen PAL von 1,52. Um jetzt meinen täglichen Energieumsatz zu berechnen, multipliziere ich den PAL einfach nur noch mit meinem Grundumsatz:

$$1,52 \times 1418 = 2155$$

Das bedeutet, dass mein täglicher Kalorienbedarf bei etwa 2155 Kalorien liegt.

Bitte beachte, dass dieses Ergebnis lediglich ein Richtwert ist. Wichtig ist, dass du jetzt eine konkrete Zahl hast, mit der du daran arbeiten kannst, dass du abnimmst. Ich weiß, dass die Rechnerei ein wenig mühsam ist, aber du brauchst diese eine konkrete Zahl für deinen Abnehmplan. Wenn du dich mit den zuvor genannten Formeln schwertust, findest du im Internet ohne Probleme verschiedene Seiten mit Onlineformularen, in die du lediglich noch dein Alter, dein Gewicht sowie deine Körpergröße eintragen musst, um deinen Energieumsatz zu ermitteln.

Ganz wichtig: Wenn du erste deutliche Abnehmerfolge erzielt hast, musst du die Formel natürlich mit deinem neuen Gewicht neu berechnen.

♥

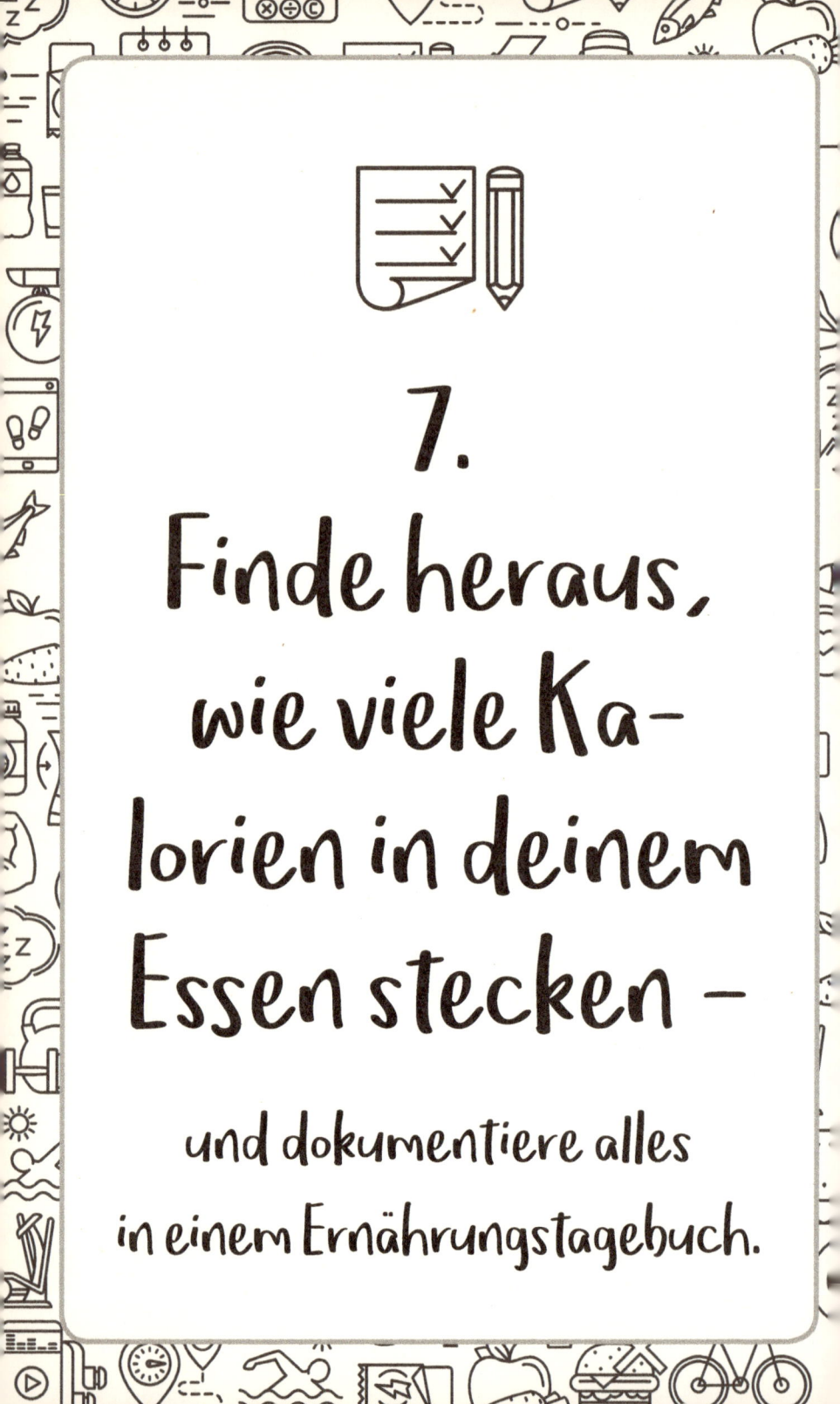

7.

Finde heraus, wie viele Kalorien in deinem Essen stecken –

und dokumentiere alles in einem Ernährungstagebuch.

Nachdem du deinen täglichen Kalorienbedarf ermittelt hast, musst du nun in Erfahrung bringen, wie viele Kalorien in deinem Essen stecken. Ich habe dafür eine Art Ernährungstagebuch geführt. In dem Buch habe ich alles aufgeschrieben, was ich gegessen habe, und die entsprechende Kalorienzahl dazu notiert. Mir hat diese tägliche Visualisierung sehr geholfen zu verstehen, was in welcher Woche gut und was weniger gut funktioniert hatte. Dabei habe ich ganz bewusst auf eine App verzichtet. Mir war in diesem Fall der Lerneffekt wichtiger. Dadurch, dass ich mich selbst um die Informationen bemüht, sie selbst recherchiert und noch einmal aufgeschrieben hatte, konnte ich die Zahlen besser verinnerlichen. So manches Mal war ich auch sehr erschrocken. Etwa wenn ich feststellen musste, dass einige meiner früheren Mittagessen meinen gesamten Tagesbedarf an Kalorien auf einen Schlag abgedeckt hatten.

Wenn du deinen Energieumsatz kennst und deine täglich verzehrten Kalorien anschaust, siehst du schnell, ob du dich in einem Kaloriendefizit befindest oder nicht. Ich selbst habe mit einem Kaloriendefizit von 700 bis 800 Kalorien täglich abgenommen. Das ist ein sehr hohes Defizit, das ich so niemandem weiterempfehle. Ja, auch das geht, aber es ist nicht wirklich gesund. Die hohe Zahl war vor allem der Wettbewerbssituation bei *The Biggest Loser* geschuldet, denn wer nicht genug abnahm, der lief nun mal Woche für Woche Gefahr, vorzeitig nach Hause zu fliegen. Da ich mir diese einmalige Chance, die mir das Camp bot, einfach nicht entgehen lassen wollte, investierte ich alles, was ging.

Um vernünftig abzunehmen, solltest du mit einem Kaloriendefizit zwischen 400 und 500 Kalorien arbeiten und keinesfalls weniger Kalorien essen, als dein Grundumsatz beträgt.

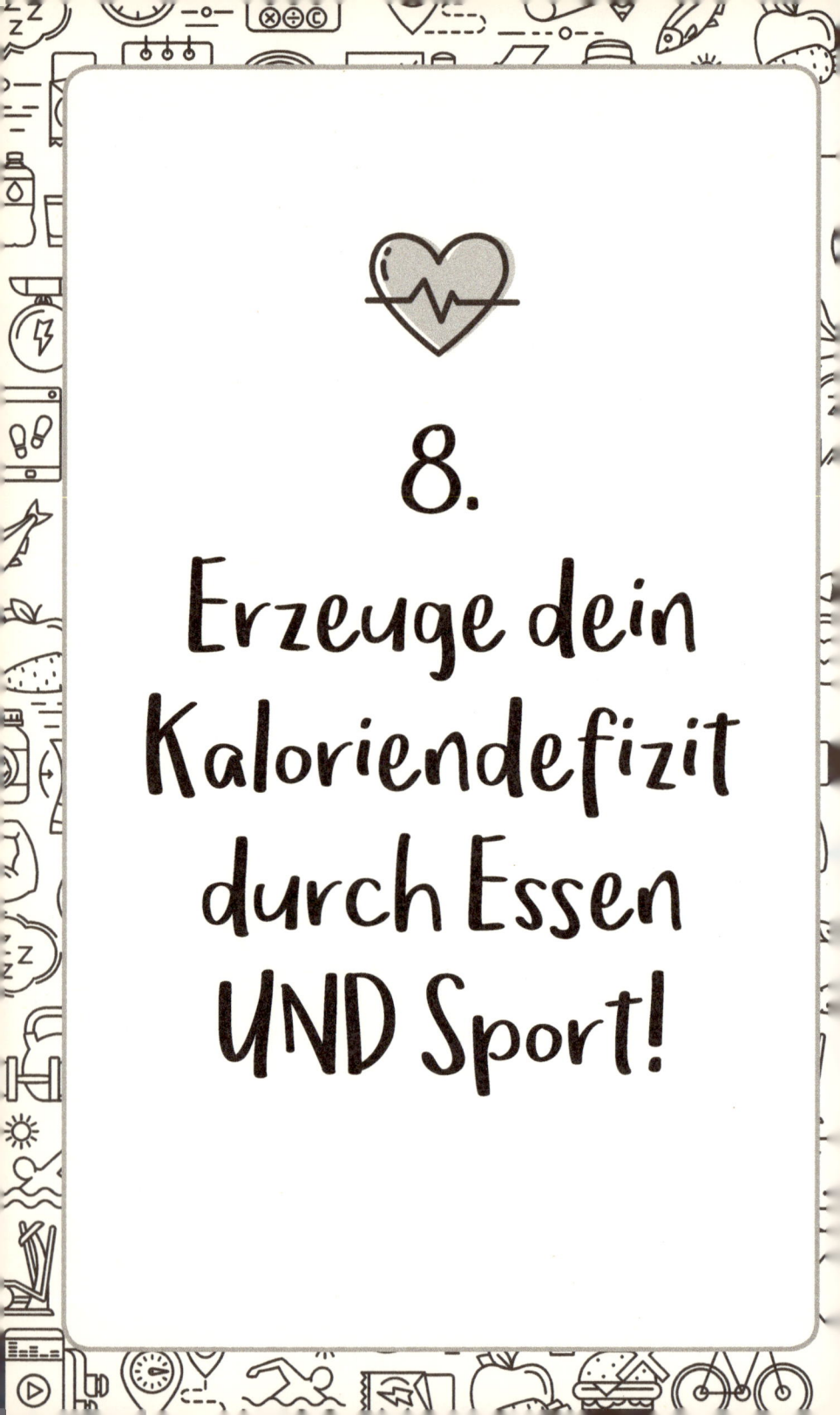

8.

Erzeuge dein Kaloriendefizit durch Essen UND Sport!

Ja, es ist möglich, ohne Sport abzunehmen und nur über die Ernährung in ein kalorisches Defizit zu geraten. Dennoch halte ich diesen Weg beim Abnehmen für falsch. Wer nur durch die Umstellung seiner Ernährung abnehmen will, benötigt unheimlich viel Disziplin beim Essen. Hinzu kommt der bereits angesprochene Abwehrmechanismus des Körpers. Um den Verlust der Fettreserven zu verlangsamen, schraubt der Körper seinen Grundumsatz herunter. Das geschieht vor allem dadurch, dass im Körper Muskeln abgebaut werden. Denn die sind in der Energiebilanz die größten Verbraucher. Also sagt sich der Körper: Weg mit den kleinen Kraftwerken. In Zeiten der Krise kann ich es mir nicht leisten, Energie zu verschwenden. Mit jedem Muskel weniger sinkt dein Grundumsatz weiter. Um weiterhin im kalorischen Defizit zu bleiben, musst du noch weniger essen als zuvor. Noch weniger Essen wird von deinem Körper jedoch als sich verschlimmernde Notsituation wahrgenommen. Also wird der Grundumsatz weiter reduziert. Ein Teufelskreis, den du aber mit Sport und aktiver Bewegung durchbrechen kannst. Wie viel Kalorien du mit einer Stunde Sport verbrennen kannst, siehst du in der folgenden Tabelle.

Sportart	Kalorienverbrauch in einer Stunde*
Laufen (3:30 min/km)	1400
Laufen (5 min/km)	1000
Jumping	1000
Radfahren (25 km/h)	820
Judo, Karate, Kickboxen	800
Seilspringen	800
Boxen	760
Klettern	760
Rudern	700
Schwimmen	700
Fußball	680
Laufen (7 min/km)	660
Basketball	640
HIIT-Training**	600
CrossFit**	600
Tennis	560
Walken	520
Radfahren (15 km/h)	500
Badminton	460
Volleyball	300
Trampolinspringen	280

* Alle Angaben beziehen sich auf einen 80 Kilogramm schweren Mann. Wer weniger wiegt, verbraucht weniger Kalorien. Wer mehr wiegt, ein wenig mehr.

** Bei diesen Sportarten kommt es durch die besonders intensive Intervallbelastung zum sogenannten Nachbrenneffekt. Dieser hält bis zu zwei Tage an und sorgt noch einmal für einen zusätzlichen Energieverbrauch von bis zu 200 Kalorien. Allerdings sollten insbesondere HIIT-Trainingseinheiten maximal zwischen 20 und 30 Minuten dauern.

Ob du die angegebene Kalorienzahl pro Stunde tatsächlich erreichst, hängt jedoch nicht nur von deinem Gewicht ab, sondern natürlich auch von der Intensität, mit der du den Sport ausübst. Wer richtig powert, verbrennt auch richtig Kalorien.

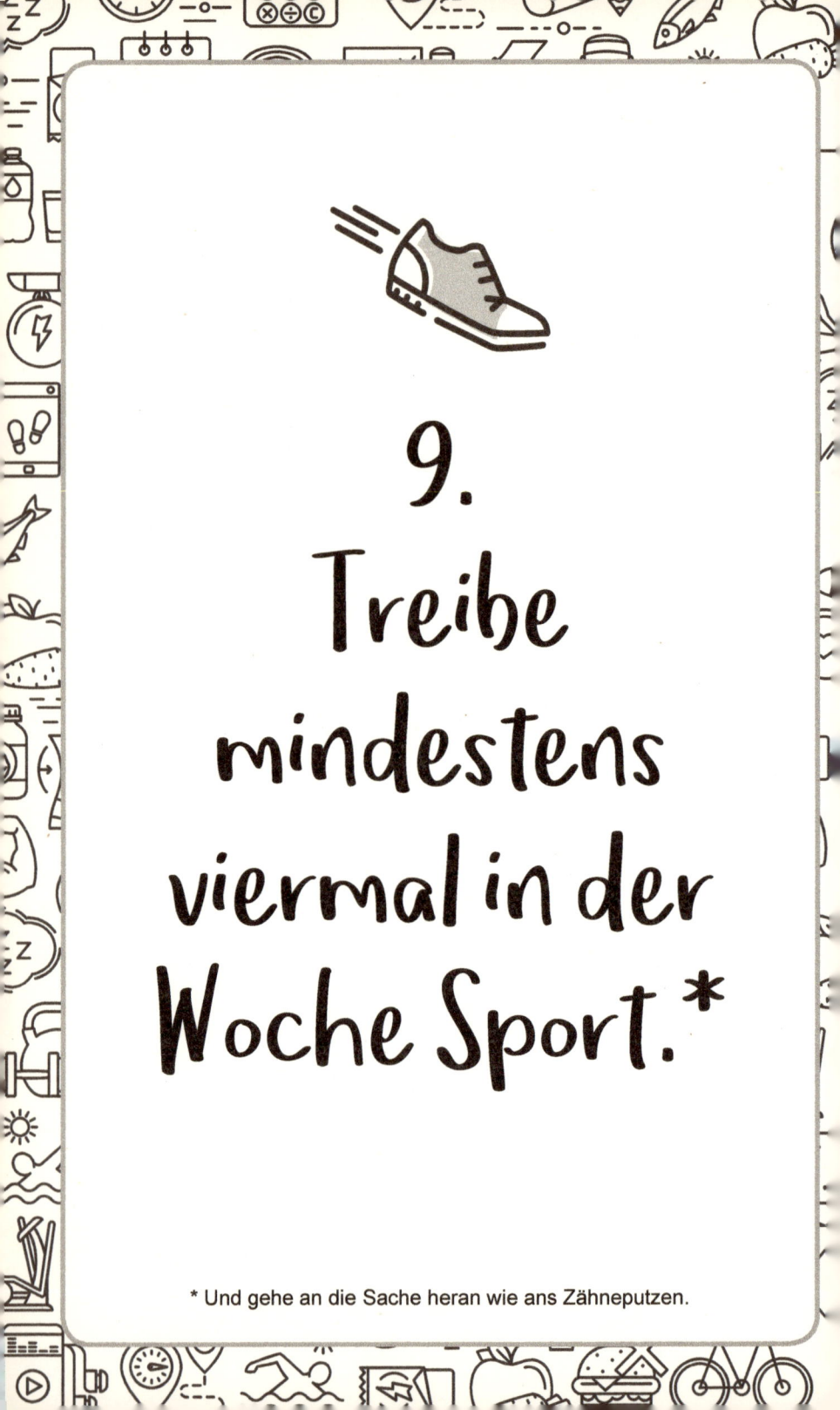

9.

Treibe mindestens viermal in der Woche Sport.*

* Und gehe an die Sache heran wie ans Zähneputzen.

Natürliche Bewegung wird immer weniger zu einem normalen Bestandteil unseres Alltags. Die meisten von uns arbeiten sitzend in einem Büro. Ins Büro fahren wir mit dem Auto oder mit öffentlichen Verkehrsmitteln. Auch das wieder sitzend und nur im Notfall stehend. Wenn wir nach Hause kommen, wartet auf uns mit Netflix und Co. sowie den sozialen Medien ein grenzenloses Unterhaltungsprogramm, das wir bequem auf dem Sofa verfolgen. Wenn wir dann auch noch bald alle im Home-Office arbeiten und nicht einmal mehr die Treppe runtermüssen, bewegen wir uns den ganzen Tag vielleicht gar nicht mehr. Während ein Steinzeitmensch täglich noch 30 bis 40 Kilometer am Tag zu Fuß zurücklegte, kommt ein typischer Büroarbeiter auf gerade einmal 2,1 Kilometer am Tag.

Sport hilft dir, gesund abzunehmen. Ich persönlich habe auch nach meiner Zeit in Andalusien sechsmal in der Woche mindestens zwei Stunden Sport getrieben. Ich weiß, dass das viel ist. Aber ich wollte auch viel. Im Normalfall empfehle ich den Teilnehmern meiner Workshops und Kurse mindestens vier Sporteinheiten pro Woche. Mit solch einem Rhythmus kommst du auf ein ordentliches Sportpensum und dein Körper hat auch automatisch genug Zeit zum Regenerieren.

In Gedanken höre ich dich jetzt sagen: Viermal in der Woche Sport? Das schaffe ich nie! Die Zeit habe ich gar nicht! Bist du wirklich jeden Abend in der Woche unterwegs? Oder schaffst du es nicht, weil du nach der Arbeit so kaputt bist und die Abende lieber zu Hause vor dem Fernseher verbringst? Ich denke, dass jeder von uns allein durch den Verzicht auf Medienkonsum locker in der Lage wäre, drei Sporteinheiten in seine Woche einzubauen. Solltest du allerdings tatsächlich jeden Tag von früh bis spät unterwegs sein, frage dich, was dir diese Aktivitäten wirklich bringen. Sind sie es wirklich wert, dass du keine Zeit mehr für dich und dein Wohlbefinden hast? Bedenke, dass du einen sehr hohen Preis dafür bezahlst, und zwar mit deiner Gesundheit. Und überlege dir auch mal, dass die fehlende Kraft am Ende des Tages, diese bleierne Müdigkeit, die dich nach der Arbeit überfällt, kein Ausdruck deiner Belastung, sondern ein Ausdruck deiner fehlenden Fitness ist.

Mir hat es geholfen, dass ich an die Sache mit dem Sport wie an das Zähneputzen herangegangen bin. Das macht man ja auch jeden Tag, ohne darüber nachzudenken. Nach dem Aufstehen und vor dem Schlafengehen werden die Zähne geputzt. Am Montag, Mittwoch, Freitag und Samstag steht Sport auf dem Programm: Also machen! Erinnere dich: Führe keine Diskussionen mit dir selbst, sondern halte dich an deinen Plan.

Neulich kam in einem meiner Workshops beim Sport-Zähneputzen-Vergleich ein ganz spannender Gedanke auf: In der Diskussion wurde uns klar, dass wir unsere Zähne jeden Tag putzen, weil man sie nicht im Voraus putzen kann. Einmal Putzen reicht nicht für zwei Tage. Deswegen müssen wir jeden Tag ran. Eigentlich ist es mit unseren Muskeln genau dasselbe. Sie müssen jeden Tag benutzt werden. Auch wenn es nur eine Viertelstunde mit ein paar Übungen mit dem eigenen Körpergewicht ist. Sonst verkümmern sie. Und eine Viertelstunde am Tag hat jeder übrig.

Neben regelmäßigen Sporteinheiten solltest du auch versuchen, dich in deinem Alltag so viel wie möglich zu bewegen. Treppen steigen statt den Aufzug nehmen. Mit dem Fahrrad zur Arbeit fahren statt mit Bus und Bahn. Oder wenigstens zwei Haltestellen vor deinem Ziel aussteigen und zu Fuß gehen. Zum Supermarkt gehen, statt zu fahren, am Abend einen Spaziergang machen ... Hauptsache, du bewegst dich so oft wie möglich.

Das sind mit Sicherheit keine neuen Erkenntnisse, die du nicht schon woanders gehört hast. Es reicht aber nicht aus, diese Dinge zu wissen. Du musst sie auch tun. Und du musst sie zu einem Teil deines Lebens machen. Regelmäßig, täglich, damit sie zu einer Routine werden und du dir keine Gedanken mehr darüber machst, sondern sie für dich selbstverständlich werden. Mir hat sehr geholfen, mich mit gut sichtbaren Post-its überall in meiner Wohnung daran zu erinnern. Probiere das doch auch einmal aus.

Sitzen ist das neue Rauchen – unglaubliche Fakten über unseren Bewegungsmangel

Die falsche Ernährung und zu wenig Bewegung gelten als Hauptursache für die Adipositas-Epidemie, die derzeit weltweit um sich greift. Als Erzieherin in einem Kindergarten dachte ich eigentlich immer, dass ich mich genug bewege. Doch selbst wenn ich es in meinem Beruf auf mehr Aktivität als bei einem Schreibtischjob gebracht habe, reicht dieses Mehr an Bewegung nicht aus, um ein schlechtes Essverhalten auszugleichen. Während meiner Recherchen über gesunde Ernährung und die Auswirkungen von Sport bin ich auch auf zahlreiche Fakten gestoßen, die deutlich machen, wie weit der Bewegungsmangel in unserer Gesellschaft fortgeschritten ist und was er mit dem Körper anstellt. Nicht umsonst heißt es mittlerweile: »Sitzen ist das neue Rauchen.«

- Die Hälfte der Deutschen treibt nie oder nur selten Sport. Weltweit schaffen es 60 Prozent der Menschen nicht, sich täglich mehr als eine halbe Stunde moderat zu bewegen.

- Im Durchschnitt verbringt jeder Deutsche 27 Minuten am Tag damit, sich zu bewegen. Vor dem Fernseher oder dem Smartphone verbringen wir dagegen mehr als viermal so viel Zeit, nämlich 124 Minuten. (An diesen Zahlenvergleich muss ich übrigens immer denken, wenn mir jemand sagt, er hätte keine Zeit, um viermal in der Woche Sport zu treiben.)

- Bewegungsmangel ist schädlicher als Rauchen oder Alkoholkonsum. Über einen Zeitraum von zwanzig Jahren betrachtet erhöht Bewegungsmangel das Sterberisiko um 56 Prozent. Beim Rauchen sind es dahingegen »nur« 52 Prozent. Ungesunde Ernährung mit zu wenig Obst und Gemüse erhöht das Sterberisiko um 31 Prozent. Übermäßiger Alkoholkonsum erhöht das Sterberisiko im gleichen Zeitraum um immerhin 26 Prozent.

- Mittlerweile lassen sich fast 10 Prozent der 57 Millionen Sterbefälle weltweit auf Bewegungsmangel zurückführen.

- Das Sitzen in nach vorn gebeugter, also nicht aufrechter Haltung belastet die Bandscheibe mit einem Druck von bis zu 170 Kilogramm. Im Stehen muss unsere Bandscheibe dagegen nur mit einem Druck von 100 Kilogramm zurechtkommen. Jeder vierte Deutsche verbringt im Schnitt mehr als neun Stunden am Tag im Sitzen. Menschen mit starkem Übergewicht sitzen am Tag durchschnittlich noch zwei Stunden länger als normalgewichtige.

- Nach acht Monaten haben Büroangestellte, die in ihrem Job ständig sitzen, im Durchschnitt 7,5 Kilogramm zugenommen, ohne dass sie in der Zeit mehr Kalorien zu sich genommen hätten als zuvor.

- Die Strecke, die wir täglich zu Fuß zurücklegen sollten, liegt bei sieben Kilometern. Diese Wegstrecke erreicht man in etwa mit den mittlerweile berühmten 10.000 Schritten am Tag.

- Längerfristiger Bewegungsmangel führt zu Muskelabbau. Muskelabbau führt zu weniger Stabilität in den Gelenken und einem erhöhten Verletzungsrisiko. Der untrainierte Herzmuskel ist außerdem anfälliger für einen Herzinfarkt.

- Beim Sitzen werden die Organe zusammengepresst. Unter anderem auch Magen und Darm, wodurch die Verdauung gestört wird. Außerdem fehlt dem Körper und den Organen das Plus an Sauerstoff, das beim Sport durch den Körper gepumpt wird.

- Nicht nur die Muskeln schwinden bei zu wenig Bewegung. Auch unsere Knochendichte nimmt ab, wodurch sich bei Stürzen die Gefahr von Brüchen erhöht.

10.

Mache eine Mischung aus Kraft- und Ausdauer-training!

Man kann es gar nicht oft genug sagen: Muskeln sind eine unheimlich wichtige Hilfe im Kampf gegen überflüssige Fettpolster, denn Muskeln verbrauchen unheimlich viel Energie. Und zwar nicht nur, wenn du sie bewegst, sondern auch schon im Ruhezustand. Wenn du durch Sport beispielsweise in langen Ausdauereinheiten also nicht nur Fett verbrennst, sondern zusätzlich durch gezieltes Krafttraining Muskeln aufbaust, wird dir das Abnehmen insgesamt leichterfallen.

Ich weiß, dass gerade Frauen sich vor Muskeln immer ein wenig fürchten und Angst haben, dass sie wie ein Bodybuilder aussehen. Falls du hierzu Bedenken haben solltest, kann ich dich beruhigen: Bis zu solchen Muskelbergen wie bei einem Bodybuilder ist es ein sehr weiter Weg, den man mit einem normalintensiven Sportprogramm gar nicht schaffen kann.

Ganz wichtig: Kraftsport bedeutet nicht, dass du automatisch an einer Maschine oder mit Hanteln trainieren musst. Viele mögen das sogenannte Pumpen im Hantelraum eines Studios gar nicht. Das ist für den Muskelaufbau auch gar nicht notwendig. Gerade mit funktionalem Training kann man allein durch Körpergewichtsübungen oder den Einsatz von Alltagsgegenständen als Gewicht ein abwechslungsreiches und intensives Krafttraining gestalten, so wie es Ramin mit uns in Andalusien gemacht hat. Wir haben Autoreifen geschoben, haben mit einem schweren Hammer die Schultermuskulatur gestärkt, mit Dips und Steppings an Europaletten gearbeitet. Wir wurden die Sanddünen hoch- und runtergescheucht, sind wie verrückt Treppen gestiegen ... Das alles hatte nichts mit einem monotonen Hantelheben zu tun, das die meisten immer noch vor Augen haben, wenn sie das Wort Krafttraining hören. Da die Belastung beim Krafttraining schnell richtig hoch sein kann, ist es gerade am Anfang wichtig, dass du dich von einem Trainer professionell begleiten lässt, um Verletzungen vorzubeugen.

Einen Nachteil haben Muskeln allerdings: Sie sind schwer. Eine Muskelzelle wiegt mehr als eine Fettzelle. Würde ich noch mal auf mein Siegergewicht von etwa 50 Kilogramm kommen müssen, ginge das nur, wenn ich Muskeln abbaue. Da ich aber lieber fit als nur dünn sein möchte, behalte ich meine Muskeln und nehme die paar Kilo, die ich deswegen mehr auf der Waage habe, gern in Kauf.

Lange Ausdauer-(Kardio)-Einheiten wirken ebenfalls sehr positiv auf deinen Fettstoffwechsel. Damit kannst du auch mit einem nicht so intensiven Training viel Fett verbrennen. Ob langsames Joggen oder Schwimmen ... versuche, solche leichten Kardioeinheiten immer mal wieder zwischen den Trainingseinheiten, in denen du absolut an dein Limit gehst, einzuschieben.

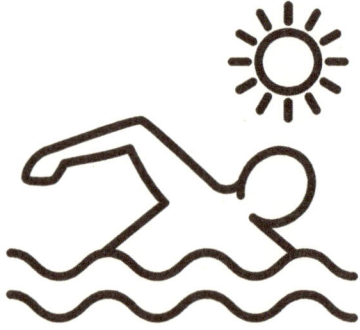

Grundumsatz –
welche Organe wie viel Energie verbrauchen

Organ	Prozentualer Anteil am Grundumsatz
Muskulatur	24 %
Leber	22 %
Gehirn	19 %
Nieren	10 %
Herz	7 %
Fettgewebe	4 %
Andere	14 %
Summe	**100 %**

11.

Meide industriell verarbeitete Lebensmittel.

Geht man durch einen ganz normalen Supermarkt und vergleicht, wie viel Platz mit frischem Obst und Gemüse belegt ist und wie viel mit industriell verarbeiteten Lebensmitteln, überwiegt eindeutig Letzterer. Kein Wunder, schließlich kocht nur die Hälfte der deutschen Bevölkerung (ab 14 Jahre) regelmäßig. Die andere Hälfte kocht bloß gelegentlich. Unter ihnen gibt es sogar zwölf  Millionen Menschen, die nie kochen. Der Großteil der Kaum- oder Nie-Köche dürfte stattdessen auf Konserven, Tiefkühlprodukte, Tütensuppen, Softdrinks, Snacks und Süßigkeiten oder auf günstiges Fastfood zurückgreifen und schadet damit der eigenen Gesundheit.

Das Problem an industriell verarbeiteten Lebensmitteln sind die Inhaltsstoffe, die diese Lebensmittel haltbar, lecker und schön anzusehen machen. Dabei ist es den Herstellern egal, ob das produzierte Essen gesund ist oder nicht. Es soll sich möglichst gut verkaufen. Also werden Unmengen an Zucker, Fetten, Farbstoffen und Geschmacksverstärkern in das Essen gegeben. Diese Inhaltsstoffe bringen jedoch nicht nur unnötig viele Kalorien ins Essen, sondern sie bringen auch den Energiestoffwechsel deines Gehirns durcheinander und können dort Fehlsignale auslösen. So werden zum Beispiel durch Geschmacksverstärker bestimmte Botenstoffe in deinem Körper geblockt. Statt satt zu sein, giert dein Gehirn nach immer mehr Essen. Du kannst gar nicht anders, als noch eine Portion und noch eine zu verdrücken. Und vor allem essen wir Dinge, die uns ohne den Chemiecocktail wohl gar nicht schmecken dürften, weil sie eigentlich ungenießbar sind.

So enthält Cola beispielsweise Phosphorsäure. Die Chemikalie ist als Gefahrenstoff klassifiziert, der speziell gelagert werden muss. Der Kalziumkiller Phosphorsäure greift nachweislich unseren Zahnschmelz an. Kaugummis oder Salatdressings werden in der Fabrik gerne mit Titandioxid weiß gefärbt. Dieser Stoff kann bei Menschen mit angegriffenen Darmwänden Entzündungen verstärken. Und in den USA steht gerade das Analsekret des Bibers als natürliches Aroma und Vanilleersatz hoch im Kurs. Hilfe!

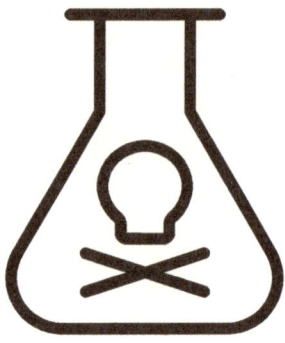

Doch es kommt noch schlimmer: Essen wir zu viel Fett und zu viel Zucker, reagiert unser Körper darauf wie auf eine bakterielle Entzündung. Solch ein ungesundes Essen stresst das Immunsystem dauerhaft und in der Folge können Diabetes und Gefäßverkalkungen entstehen. Mäuse, die von Wissenschaftlern komplett auf eine Ernährung mit Fastfood umgestellt wurden, starben bereits innerhalb von zwei Monaten an Gefäßverkalkungen.

Mittlerweile ist in den USA die durchschnittliche Lebenserwartung erstmals seit Jahren rückläufig. In den zurückliegenden Jahrzehnten stieg sie noch Jahr für Jahr an. Experten führen diese Entwicklung vor allem auf die durch Übergewicht ausgelösten Krankheiten mit Todesfolge zurück und erwarten in den kommenden Jahren eine ganz ähnliche Entwicklung bei uns in Europa.

12.
Lies dir die Zutaten von jedem Lebensmittel durch, das du kaufst.*

* Und wenn es Geschmacksverstärker enthält, kaufe es besser nicht.

Kauft man ein industriell verarbeitetes Lebensmittel, kann man nie sicher sein, was wirklich darin steckt. Die Hersteller sind ja nicht dumm und haben längst mitbekommen, dass immer mehr Menschen sensibler bezüglich der Zutaten in ihrem Essen werden. Also versuchen die erfinderischen Lebensmittelfabrikanten, die schädlichen Inhaltsstoffe so gut wie möglich zu verstecken. Ein beliebter Trick ist es, verschiedene Zuckerarten zu benutzen. Die darf man nämlich alle einzeln ausweisen. Nehmen wir beispielsweise eine Packung Cornflakes. Darin sind üblicherweise die folgenden Zutaten enthalten:

Mais, Zucker, Gerstenmalz, Salz, Glukosesirup, Vitamine.

Dabei sind die Hersteller verpflichtet, die Zutaten der Menge nach abnehmend aufzulisten. Die Cornflakes in unserem Beispiel scheinen also wenigstens mehr Mais als Zucker zu enthalten. Falsch gedacht! Da kannst du dir nämlich nicht sicher sein. Denn hinter dem Gerstenmalz kann sich ebenfalls Zucker verbergen, und zwar bis zu 50 Prozent. Und der Glukosesirup ist ebenfalls nichts anderes als Zucker.

Auch beim Verstecken von Geschmacksverstärkern auf der Zutatenliste gibt es zahlreiche Tricks. Glutamat ist wie gesagt dafür verantwortlich, das Sättigungszentrum im Gehirn zu deaktivieren, so dass wir jedes Maß verlieren. Wir verschlingen Portionen, die wir gar nicht brauchen und die für zusätzliche Fettpolster an unserem Körper sorgen. Die Veränderungen in unserem Gehirn durch Glutamat sind so gravierend, dass der Geschmacksverstärker mittlerweile sogar als ein potenzieller Auslöser von Alzheimer gilt. Ja, Glutamat kommt zwar auch in natürlicher Form in unseren Lebensmitteln vor. Allerdings nicht so regelmäßig und nicht in so hohen Dosen, wie sie im Essen aus der Fabrik stecken.

Da es unmöglich ist, alle Schlupflöcher zu kennen, die Hersteller nutzen, um die wahren Inhaltsstoffe in ihren Lebensmitteln zu verschleiern, ist die beste Alternative, erst gar keine Fertigprodukte zu kaufen, sondern wirklich selbst zu kochen. Nur dann kannst du sicher sein, was in deinem Essen wirklich drin ist.

Geschmacksverstärker – 24 Abkürzungen und Begriffe, hinter denen sich Glutamat als Zutat verstecken kann:

- E 620 – Glutaminsäure
- E 621 – Natriumglutamat
- E 622 – Kaliumglutamat
- E 623 – Calciumglutamat
- E 624 – Magnesiumglutamat
- E 625 – Ammoniumglutamat
- Hefewürze oder Hefeextrakt
- Weizenprotein oder Weizeneiweiß
- Proteinisolate
- Fermentierter Weizen
- Maltodextrin
- Aroma (darf bis zu 30 Prozent Natriumglutamat enthalten, ohne dass es deklariert werden muss)
- Gelatine
- Pektin

- Milchprotein oder Milcheiweiß
- Trockenmilch- oder Süßmolkenpulver
- Trockenmilcherzeugnis
- Eiweiß oder Eipulver
- Pflanzenproteine oder Eiweißzusätze
- Pflanzliches Eiweiß
- Würze oder Speisewürze
- Pflanzliche Würze
- Sojawürze
- Gewürzextrakte

Es muss nicht sein, dass sich hinter jeder dieser Bezeichnungen Glutamat verbirgt. Aber mit Hilfe dieser Deklarierungen ist es den Herstellern eben möglich, es ins Essen zu schummeln.

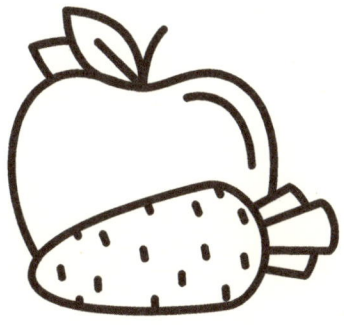

13.

Was du nicht eingekauft hast, kannst du auch nicht essen.*

* Und geh unter keinen Umständen hungrig einkaufen.

Mittlerweile sieht mein Vorratsschrank komplett anders aus als vor einigen Jahren. Als ich neulich bei meiner Mutter übernachtet habe, war ich am nächsten Morgen vollkommen aufgeschmissen:

»Hast du Sojamilch?«

»Nein!«

»Hast du Haferflocken?«

»Nein.«

»Hast du Müsli?«

»Nein. Und hör endlich auf zu fragen! Es gibt Brot.«

...»Couscous?«

»NEIN!«

Als ich aus dem *The Biggest Loser*-Camp nach Hause kam, habe ich meine Küche gründlich ausgemistet. Weizenmehl, Süßigkeiten und Snacks habe ich weggegeben und ich habe mir Vollkorn- oder Kichererbsenmehl gekauft. Auch herkömmliche Weizennudeln habe ich nicht mehr gegessen. Stattdessen koche ich mir meine Pasta heute mit Vollkornnudeln, Linsennudeln oder Erbsennudeln. Die kosten zwar ein paar Cent mehr, aber nicht so viel, dass man es sich nicht leisten kann. Inzwischen gibt es bei mir beim Discounter sogar immer öfter Aktionen mit den »falschen« Nudeln. Wenn das der Fall ist, greife ich zu.

Kartoffelchips oder Knabbereien kaufe ich auch nicht mehr. Der einfache Grund: Was ich nicht zu Hause habe, kann ich auch nicht essen. Ich gehe auch niemals einkaufen, wenn ich Hunger habe, denn es ist erwiesen, dass wir, wenn wir hungrig sind, tatsächlich nicht mehr selbstbestimmt handeln. Studien haben gezeigt, dass wir hungrig automatisch zu Lebensmitteln mit mehr Kalorien greifen und insgesamt mehr Lebensmittel einkaufen. Wer es nicht vermeiden kann einzukaufen, wenn er Hunger hat, sollte vorher eine Einkaufsliste schreiben und auch nur die dafür notwendigen Gänge im Supermarkt aufsuchen. Keine Abstecher zum Regal mit den Chips!

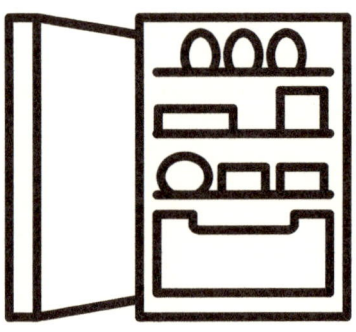

Lebensmittel, die du immer in deinem Vorrats- oder Kühlschrank haben solltest:

- Haferflocken
- Nüsse
- Linsen (normale und schnellkochende rote)
- Kichererbsen
- Kidneybohnen
- Weiße Bohnen
- Naturreis, Hirse
- Vollkornpasta
- Quinoa
- Leinsamen
- Buchweizen
- Dosentomaten (haben oft mehr Nährwerte als frische!)
- Kartoffeln (noch besser: Süßkartoffeln)
- Naturjoghurt/Skyr
- Quark
- Frische oder gefrorene Beeren
- Thunfisch
- Vollkorn- oder Knäckebrot
- Äpfel
- Jede Menge saisonales Gemüse!

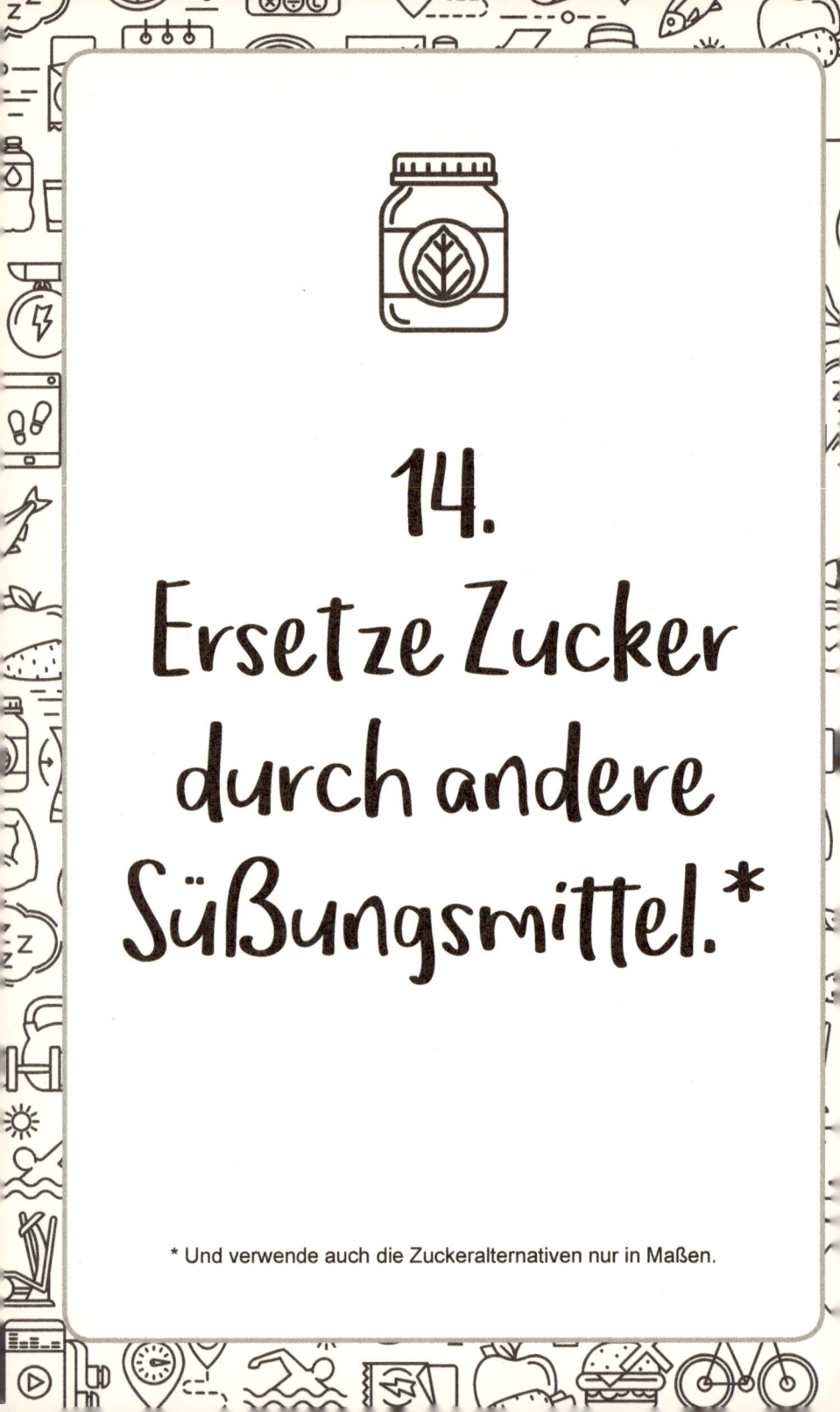

14.
Ersetze Zucker durch andere Süßungsmittel.*

* Und verwende auch die Zuckeralternativen nur in Maßen.

Im Durchschnitt essen wir täglich 90 Gramm Zucker. Das entspricht etwa 29 Würfeln. Die empfohlene tägliche Verzehrmenge liegt deutlich darunter, nämlich bei etwa 25 Gramm. Die 90 Gramm Zucker, die wir täglich zu uns nehmen, liefern unserem Körper 360 Kalorien, die wir in dieser Form gar nicht brauchen. Industriell gefertigter Haushaltszucker ist kein natürliches Lebensmittel. Wir brauchen ihn nicht. In unserem Obst und Gemüse steckt genügend Zucker zum Überleben, beziehungsweise unser Körper kann aus langkettigen Kohlenhydraten den Zucker, den zum Beispiel unser Gehirn dringend braucht, selbst herstellen.

Dass wir so gerne Zucker essen, liegt daran, dass unser Körper nicht für den Nahrungsüberfluss geschaffen wurde, den wir heute kennen. Vor Jahrtausenden war die Nahrungsbeschaffung ein mühsames Geschäft. Süßes, so lernte es unser Körper, versprach viele Kalorien. Also entwickelten wir ein ganz besonderes Gespür dafür. Heute, im Zuckerüberfluss, bezahlen wir dafür. Denn Zucker macht süchtig. Zeigt man jemandem, der viel Zucker isst, Bilder von Süßigkeiten, reagieren dieselben Hirnareale wie bei einem Drogensüchtigen, der seinen Stoff zu sehen bekommt.

Und weil wir süchtig nach Zucker geworden sind, steckt er beinahe in jedem industriell verarbeiteten Lebensmittel:

- Ketchup
- Marmelade
- Cornflakes
- Fruchtjoghurt
- BBQ-Sauce

- Softdrinks
- Und sogar in Lebensmitteln, in denen man gar keinen Zucker vermuten würde, wie in Wurst

Das Problem beim Zucker ist dabei nicht nur der hohe Kaloriengehalt, sondern die Tatsache, dass die hohe Dosis unsere Verdauung durcheinanderbringt, indem das Zusammenspiel von Blutzucker und Insulin negativ beeinflusst wird.

Hörst du von einem Tag auf den anderen auf, Industriezucker zu essen, dauert es eine bis zwei Wochen, bis du den Entzug geschafft hat. In dieser Zeit schreit alles in dir nach Zucker. Danach fällt dir der Verzicht leichter. Hältst du vier Wochen durch, wirst du dich fitter und wacher fühlen. Außerdem werden sich deine Blutwerte und dein Cholesterinspiegel verbessern.

Der Verzicht auf Industriezucker bedeutet keinen kompletten Verzicht auf Süßes. Es gibt genügend Zuckeralternativen, die du neben natürlichem Zucker (z. B. aus Obst) in Maßen in deine Ernährung einbauen kannst.

Alternativen zum Haushaltszucker

- **Stevia** – Das Süßkraut stammt aus Südamerika und ist 200- bis 400-mal süßer als Haushaltszucker. Es hat keine Kalorien und wirkt positiv auf den Blutzuckerspiegel. Wer besonders empfindlich auf Bitterstoffe reagiert, schmeckt bei Stevia neben der Süße auch eine leichte Bitternote heraus.

- **Erythrit** – Zuckerersatzstoff, der mittels Pilzkulturen aus niedrigmolekularen Kohlenhydraten gewonnen wird. Erythrit schmeckt etwas weniger süß als Zucker. Der Zuckerersatz hat kaum Kalorien, wird von unserem Körper aber gar nicht erst verstoffwechselt.

- **Xylit** – Auch als Birkenzucker bekannt. Xylit kommt als Abbaupro-
dukt der Leber auch in natürlicher Form in unserem Körper vor. Es
handelt sich dabei um einen Zuckeralkohol, der genauso süß ist
wie Zucker, aber rund 40 Prozent weniger Kalorien hat und unseren
Blutzuckerspiegel kaum beeinflusst.

**Zutaten in industriell verarbeiteten Lebensmitteln, in denen
sich Zucker verstecken kann**

- Glukose
- Fruktose
- Maissirup
- Maltodextrin
- Weizendextrin
- Maltose
- Dextrose
- Raffinose
- Saccharose
- Laktose
- Gerstenmalzextrakt
- Gerstenmalz
- Süßmolkenpulver

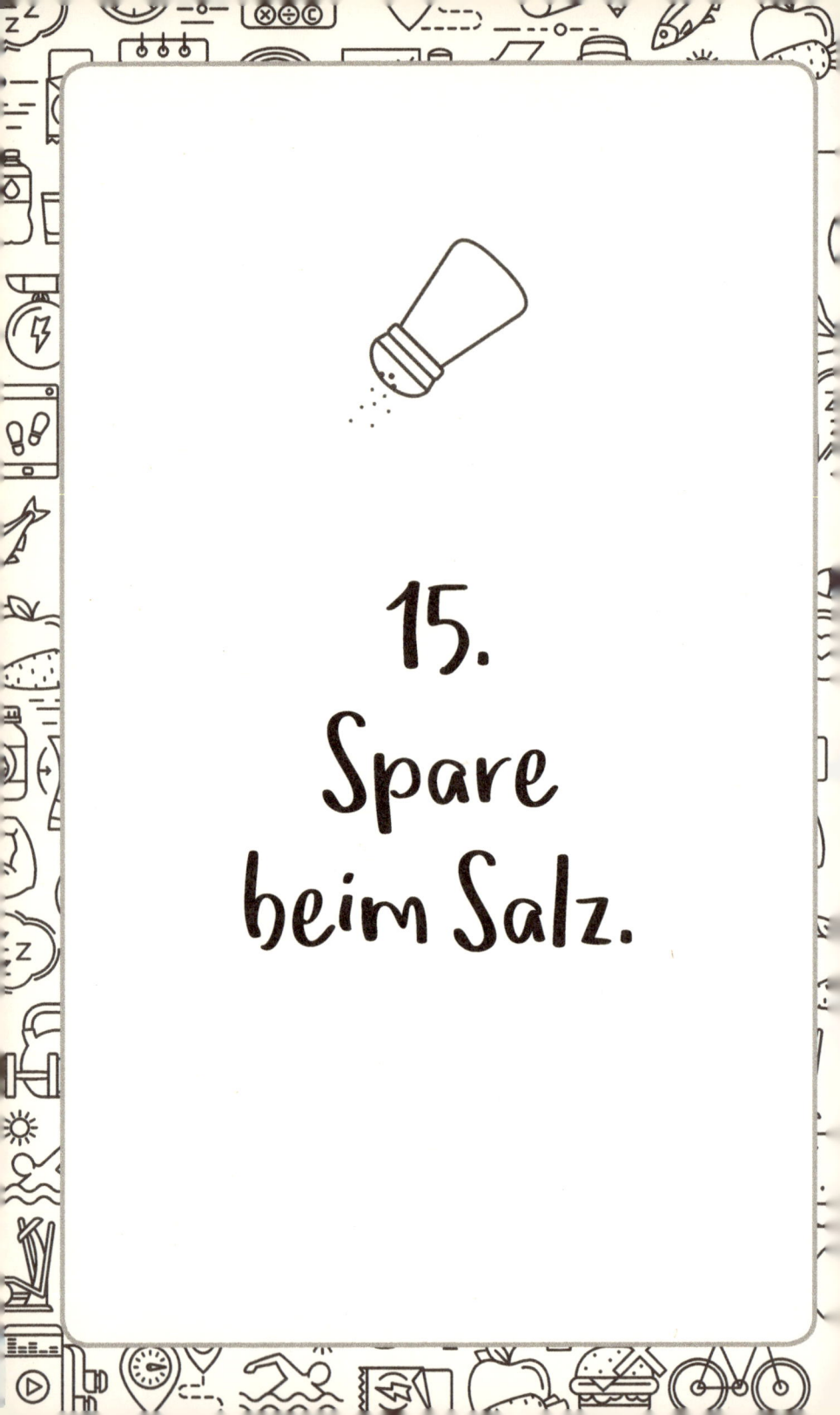

15.
Spare beim Salz.

Salz macht süchtig. Die Wirkung des natürlichen Geschmacksverstärkers in unserem Körper gleicht der von Opiaten und Kokain. Je mehr Salz du isst, desto mehr Salz will dein Körper haben. Dieser Mechanismus ist natürlich auch der Lebensmittelindustrie bekannt. Und natürlich nutzt sie ihn, um ihre Produkte besser zu verkaufen. Statt mit Glutamat arbeiten viele Hersteller auch mit einem anderen Geschmacksverstärker, der sogenannten Guanylsäure. Guanylsäure wirkt in Kombination mit Salz besonders stark. Das erklärt auch, warum viele industriell verarbeitete Lebensmittel wie Pizza oder Pommes so salzig sind. Die Lebensmittelproduzenten schlagen so zwei Fliegen mit einer Klappe. Ihre Produkte werden als besonders schmackhaft wahrgenommen. Zudem sorgt der hohe Salzgehalt dafür, dass die Salzjunkies immer wieder zugreifen müssen, da sie mit normalen Lebensmitteln den gewohnten Salzkick gar nicht mehr bekommen.

Auch hier hilft nur, den Körper über Wochen vom Salz zu entwöhnen. Ist dein Geschmackssinn von der Salzsucht befreit, schmecken dir auch die natürlich gekochten Lebensmittel wieder sehr viel besser.

16.

Baue in deine neue Ernährung die richtigen Kohlenhydrate und jede Menge Ballaststoffe ein.

Unsere Nahrung besteht aus drei wesentlichen Bestandteilen: aus Kohlenhydraten, Fett und Eiweiß. Vor allem die Kohlenhydrate sind in den letzten Jahren als Dickmacher in Verruf geraten. Dabei kann unser Körper ohne sie nicht überleben. Vor allem unser Gehirn braucht Kohlenhydrate. Bei Kohlenhydraten handelt es sich um Zuckerverbindungen (Saccharide), die ein wichtiger Energielieferant sind. Doch Kohlenhydrat ist nicht gleich Kohlenhydrat. Sogenannte Monosaccharide, wie sie etwa in Fruchtzucker enthalten sind, können vom Körper extrem schnell aufgenommen und verwertet werden. Auch Weizenstärke, wie sie in Weißbrot, Baguette oder Weizentoast vorkommt, lässt den Blutzuckerspiegel sehr schnell ansteigen. Das Problem: Der Zucker schießt dabei so schnell ins Blut, dass kein echtes Sättigungsgefühl entsteht. Wir bleiben hungrig, obwohl die Kalorienmenge durch den Zucker locker zum Überleben ausreicht. Fällt der Blutzuckerspiegel dann wieder ab, kommt es infolge einer Unterzuckerung zu den berüchtigten Heißhungerattacken.

An den Polysacchariden, also Kohlenhydraten, wie sie beispielsweise in Vollkornprodukten vorkommen, hat unsere Verdauung dagegen sehr viel länger zu knabbern. Die komplizierten chemischen Verbindungen müssen erst nach und nach aufgespalten werden. Das dauert lange und macht in Kombination mit den Ballaststoffen, die im Vollkorn ebenfalls reichlich enthalten sind, richtig lange satt. Ballaststoffe sind nämlich vorwiegend unverdauliche Pflanzenteile, an denen sich unser Darm für Stunden abarbeitet. Neben Vollkorn und Hülsenfrüchten sind auch feste Gemüsesorten wie Karotten, Brokkoli oder Weißkohl reich an Ballaststoffen. Lebensmittel, die reich an Vollkorn und Ballaststoffen sind, helfen dir also beim Abnehmen, weil du länger satt bist und automatisch weniger Hunger hast.

Gute Kohlenhydrate, böse Kohlenhydrate

Zu den vollwertigen Kohlenhydraten zählen:

Vollkorngetreide und Pseudogetreide wie Hafer, Dinkel, Reis, Quinoa, Buchweizen, Hirse oder Graupen; Hülsenfrüchte wie Linsen, Erbsen, Bohnen, Kichererbsen oder Erdnüsse (eine Hülsenfrucht!); Obst wie Äpfel, Beeren, Pflaumen, Kirschen oder Trauben.

Vermeiden solltest du:

Zucker, Weißmehl, Weißbrot oder Brot mit Weißmehlanteilen (z. B. Roggenbrot), weißen Reis, Weizennudeln, Fruchtsäfte und Softdrinks, Energydrinks, Süßigkeiten, Schokolade und Bonbons, Eiscreme (lieber Fruchtsorbet selbst machen), Kuchen, Kekse und anderes Gebäck, verarbeitete Kartoffelprodukte wie Pommes, Kartoffelpuffer oder Fertigkartoffelpüree.

Besonders ballaststoffreiche Lebensmittel

Lebensmittel	Ballaststoffe pro 100 g, in Gramm
Weizenkleie	45,1
Leinsamen	38,6
Chiasamen	34,4
Kokosraspel	24
Weiße Bohnen	23,2
Sojabohnen	22
Schwarzwurzeln	18,3
Kleieflocken	18
Linsen	17
Erbsen	16,6
Kichererbsen	15,5
Früchtebrot	14
Knäckebrot	14
Roggenvollkornmehl Type 1800	13,9
Topinambur	12,1
Erdnusskerne	11,7
Vollkornweizenmehl Type 1700	11,7
Macadamianüsse	11,4
Sesamsamen	11,2
Artischocken	10,8
Pistazienkerne	10,6
Amaranth	10,3
Vollkornhaferflocken	10
Mais	10

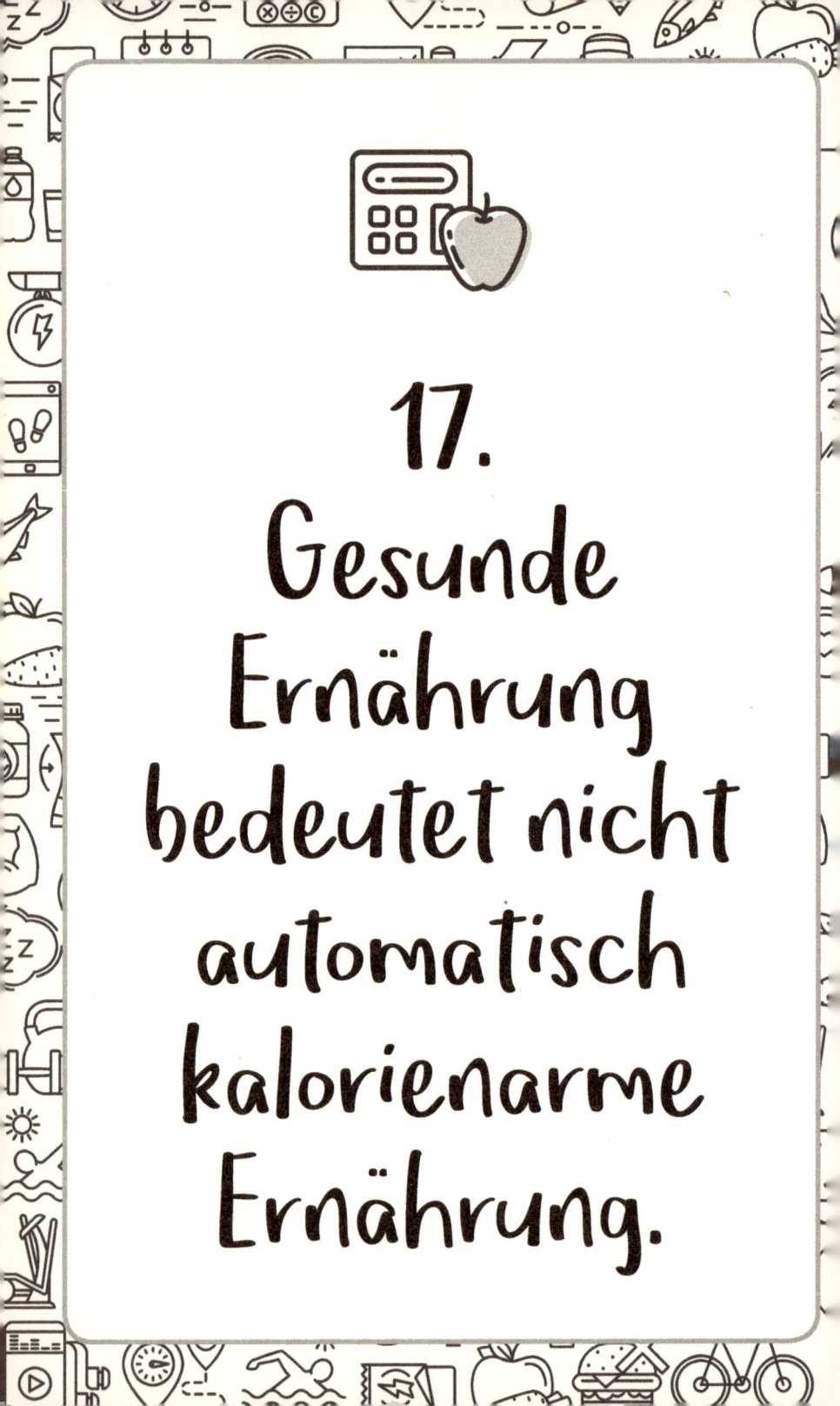

17.
Gesunde Ernährung bedeutet nicht automatisch kalorienarme Ernährung.

In vielen Köpfen steckt noch immer der Mythos, dass gesunde Nahrung per se kalorienarm ist. Das ist falsch. Eine Scheibe Vollkornbrot hat beispielsweise mehr Kalorien als eine Scheibe Weißbrot. 100 Gramm deines Dinkelvollkornbrots bringen es auf rund 246 Kalorien, während die gleiche Menge Weißbrot bei 241 Kalorien liegt. Dass das Vollkornbrot dennoch besser für dich ist, liegt daran, dass es länger verstoffwechselt wird, dich also länger satt macht. Es treibt auch deinen Insulinspiegel nicht so sehr in die Höhe. Das ist gut, da ein zu hoher Insulinspiegel die Anreicherung von Fett im Körper begünstigt. Es ist ganz wichtig, dass du auch bei vermeintlich gesunden Lebensmitteln deine Kalorienmenge immer im Auge behältst. Ein Salat kann durch zu viel Dressing oder ein überreiches Topping aus Nüssen oder Fetakäse zu einer wahren Kalorienbombe werden. In den meisten Dressings, die es fertig zu kaufen gibt, findet sich sowieso an erster Stelle wieder jede Menge Zucker. Aber auch selbst gemacht bedeutet nicht immer kalorienarm. Ein Esslöffel Olivenöl

hat beispielsweise circa 80-100 Kalorien. Das sind 40-50 Prozent mehr Kalorien, als beispielsweise in 100 Gramm Kartoffeln stecken. Und gegenüber 100 Gramm Zucchini liefert der Löffel Öl sogar mehr als 500 Prozent mehr Energie. Ja, du darfst und sollst gesundes Fett essen. Den Schwerpunkt deiner Ernährung sollte aber Gemüse bilden. Auch in gesunden Lebensmitteln wie Avocado oder Obst stecken jede Menge Kalorien, die du im Auge haben solltest. Du kannst und sollst all das essen, aber auch hier macht die Dosis das Gift. Auch wenn es aufwändig ist: Nimm dir die Zeit, wirklich alles zu dokumentieren, was du isst, um wirklich fit zu werden, was Kalorienmengen und Nährwerte angeht. Machst du das nicht, kann es passieren, dass du trotz einer kompletten Umstellung auf gesunde Lebensmittel nicht in dein Kaloriendefizit kommst und der Erfolg ausbleibt. Bei mir hat es acht Monate gedauert, bis ich ein gutes Gefühl für Kalorien entwickelt habe.

18.

Lerne die Handlehre, um vernünftige Portionsgrößen zu essen!

Im Camp in Andalusien hatten wir den Fall, dass ein Kandidat zum Frühstück gern Knäckebrot mit Käse aß. Allerdings keine normale Portion, sondern insgesamt 20 Scheiben. Diese Menge summierte sich auf eine Kalorienzahl von 3000.

Eine der wichtigsten Lehren, die ich aus dem Camp mit nach Hause genommen habe, war die sogenannte Handlehre, die uns unser Ernährungsberater Friedrich mit auf dem Weg gegeben hatte. Mit ihr lässt sich ohne Probleme eine vernünftige Portionsgröße ermitteln. Schließlich hat man seine Hand beim Kochen immer dabei. Und schneller und unkomplizierter, als alles mit einer Waage abzuwiegen, ist die Handlehre auch.

Die Handlehre bezieht sich auf ein klassisches Hauptgericht mit Fleisch. Das Gewicht einer solchen Portion sollte bei etwa 500 Gramm liegen. Diese Menge sollte eine Mahlzeit ungefähr haben, um dich satt zu machen. Dabei setzt sich die Portion wie folgt zusammen:

200 Gramm Fleisch + 200 Gramm Gemüsebeilage + 100 Gramm Kohlenhydrate (z. B. Nudeln, Reis, Kartoffeln)

Um diese Mengen nun abzumessen, kannst du ganz einfach deine Hand benutzen:

Die Handlehre für Männer und Frauen

Nährstoff	Frauen	Männer
Eiweiß (Fleisch, Fisch, Tofu/Soja, Eier und Milchprodukte)	Eine handflächengroße Portion	Zwei handflächengroße Portionen
Gemüse (z. B. Brokkoli, Spinat, Gurke, Salat, Karotten etc.)	Eine faustgroße Portion	Zwei faustgroße Portionen
Kohlenhydrate (z. B. Vollkorngetreide, stärkehaltige Beilagen, Bohnen und Hülsenfrüchte sowie Obst)	Eine Portion einer hohlen Hand (ca. 30 g Kohlenhydrate/Trockenware, z. B. Reis)	Zwei Portionen einer hohlen Hand (40–60 g Kohlenhydrate)
Fette (Öl, Butter, Nüsse, Samen)	eine daumengroße Portion (7–12 g Fett)	zwei daumengroße Portionen (15–25 g Fett)

Während du bei Eiweiß, Kohlenhydraten und Fett die vorgeschlagene Menge nicht überschreiten solltest, hast du beim Gemüse durchaus etwas mehr Spielraum. Gesunde Ernährung bedeutet nicht, dass du hungern musst. Vor allem mit Gemüse, das meist zu 80 bis 90 Prozent aus Wasser besteht, wirst du satt und hast dennoch eine realistische Chance, in deinem Kaloriendefizit zu bleiben.

Früher hatte ich jedes Maß für Portionen verloren. Dazu hatte sicher auch meine Erziehung beigetragen. Ich war es gewohnt, meinen Teller leer zu essen. Das macht man so. Das gehörte sich so für mich. Auch im Restaurant, wo man ja manchmal Portionen vorgesetzt bekommt, die den Kalorienbedarf eines ganzen Tages decken, aß ich immer alles auf. Es schmeckte ja gut und man hatte ja schließlich auch dafür gezahlt. War ich früher auf einer Geburtstagsparty mit Kuchenbüfett, musste ich von jedem Kuchen ein Stück probieren. Und schmeckte einer besonders lecker, dann aß ich von dem auch noch ein zweites. Heute habe ich jedoch endlich wieder ein gesundes Portionsmaß entwickelt und Kuchen esse ich immer noch gern. Nur eben anders als früher. Ich suche mir einfach ein Stück aus, auf das ich Lust habe. Und dabei bleibt es dann auch. Gesunde Ernährung bedeutet nicht, dass du für immer und ewig auf alles Süße verzichten musst. Klare Regeln mit dir selbst (Nur ein Stück!) helfen dir, deine Ziele nicht aus den Augen zu verlieren.

Wie wird man eigentlich satt?

Hunger ist das Signal des Gehirns, dass es mal wieder an der Zeit ist, etwas zu essen. Sonst verschusselt man das noch und stirbt. Unser Körper benötigt jeden Tag etwa 1 bis 1,5 Kilogramm feste Nahrung. Je größer unser Hunger ist, desto stärker wird übrigens das Verlangen nach Fett und Zucker, da beide Nährstoffe schnell und vor allem viel Energie liefern. Neben dem Hunger gibt es noch ein anderes Gefühl, dass uns dazu verleitet zu essen: der Appetit. Er tritt viel häufiger auf als der Hunger, und zwar auch, wenn wir akut gar nichts essen müssten, also keine Energie brauchen. Appetit kann beim Anblick der Auslage des Bäckers entstehen, durch den Geruch von Brathähnchen an einem Imbiss oder durch den Anblick von anderen Menschen, die gerade etwas essen. Selbst in normalen Alltagssituationen wie beim Tanken werden wir zum Essen verführt. Schon an der Zapfsäule fällt einem das 2-für-1-Angebot für die Schokomuffins ins Auge. Geht man zur Kasse, läuft man erst mal an einem kleinen Supermarkt vorbei, wo man nur zugreifen bräuchte. Alles liegt verzehrfertig da. Kein Wunder, dass unser Appetit verrücktspielt. Direkt neben der Kasse liegen dann Schokoriegel, belegte Brote und Donuts. Und dann fragt der Tankwart auch noch: »Wollen Sie vielleicht noch etwas essen? Bei unserer Aktion ›Kleine Pause, kleiner Snack‹ sind heute die Muffins im Angebot.« Manchmal fühle ich mich vom Essen regelrecht umzingelt.

Oft wird Hunger jedoch auch mit Durst verwechselt, da die meisten von uns viel zu wenig trinken.

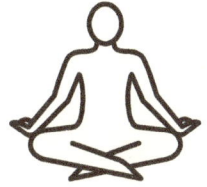

Damit du satt wirst, sind zwei Dinge notwendig:

1. **Dein Magen muss sich ausreichend dehnen.**

2. **Dein Körper muss Zeit bekommen, dir zu sagen, dass er satt ist.**

Um die Dehnung im Magen zu erreichen, braucht dein Essen ein bestimmtes Volumen. Wie viel in etwa, hast du durch die Handregel bereits gelernt. Wenn du isst, sendet dein Körper zahlreiche Signale ans Gehirn, dass er satt ist. Durch ausgeschüttetes Insulin zum Beispiel oder durch bestimmte Inhaltsstoffe in deinem Essen. Auch der untere Darmtrakt liefert Signale ans Gehirn, dass es mit dem Essen jetzt aber mal gut ist. Bis diese Signale allerdings beim Gehirn ankommen und dort verarbeitet werden, dauert es eine Weile. In der Regel setzt das Sättigungsgefühl nach einer Mahlzeit erst 20 bis 30 Minuten später ein, und zwar unabhängig davon, wie viel man in dieser Zeit gegessen hat. Ob du satt wirst, entscheidet sich daher nicht nur dadurch, was du isst, sondern auch, wie du isst (siehe Tipp 21).

19.
Iss ausreichend Eiweiß.

Eiweiß bewirkt zwei wichtige Dinge, die dir beim Abnehmen helfen. Es macht besonders lange satt und es unterstützt deinen Körper beim Muskelaufbau. Aber wie viel Eiweiß ist genug und gesund? Keine Angst, du musst weder Proteinshakes noch andere eiweißreiche Nahrungsergänzungsmittel zu dir nehmen, um deinen täglichen Eiweißbedarf zu decken (siehe Tipp 39). Du kannst auch mit ganz normalen Lebensmitteln wie Fleisch, Fisch, Soja, Käse, Erbsen, Hülsenfrüchten, Linsen, Hüttenkäse, Quark und natürlich Eiern ausreichend Eiweiß zu dir nehmen. Bist du im Training, sollte es ungefähr 1 Gramm Eiweiß pro Kilogramm Körpergewicht sein. Dass Eiweiß länger sättigt, liegt an einem Stoff mit dem sperrigen Namen Peptiddarmhormon YY. Dieser Stoff wird im Körper produziert, sobald wir Eiweiß zu uns nehmen, und hat die angenehme Eigenschaft, dem Gehirn bereits nach wenigen Minuten zu signalisieren, dass man keinen Hunger mehr hat. Studien mit Adipositas-Patienten haben gezeigt, dass diese nach einer zusätzlichen Peptid-YY-Einnahme automatisch bis zu 30 Prozent weniger Kalorien zu sich nahmen als gewöhnlich. Derzeit wird sogar versucht, eine Adipositas-Therapie auf Basis des Peptids YY zu entwickeln.

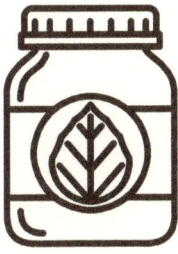

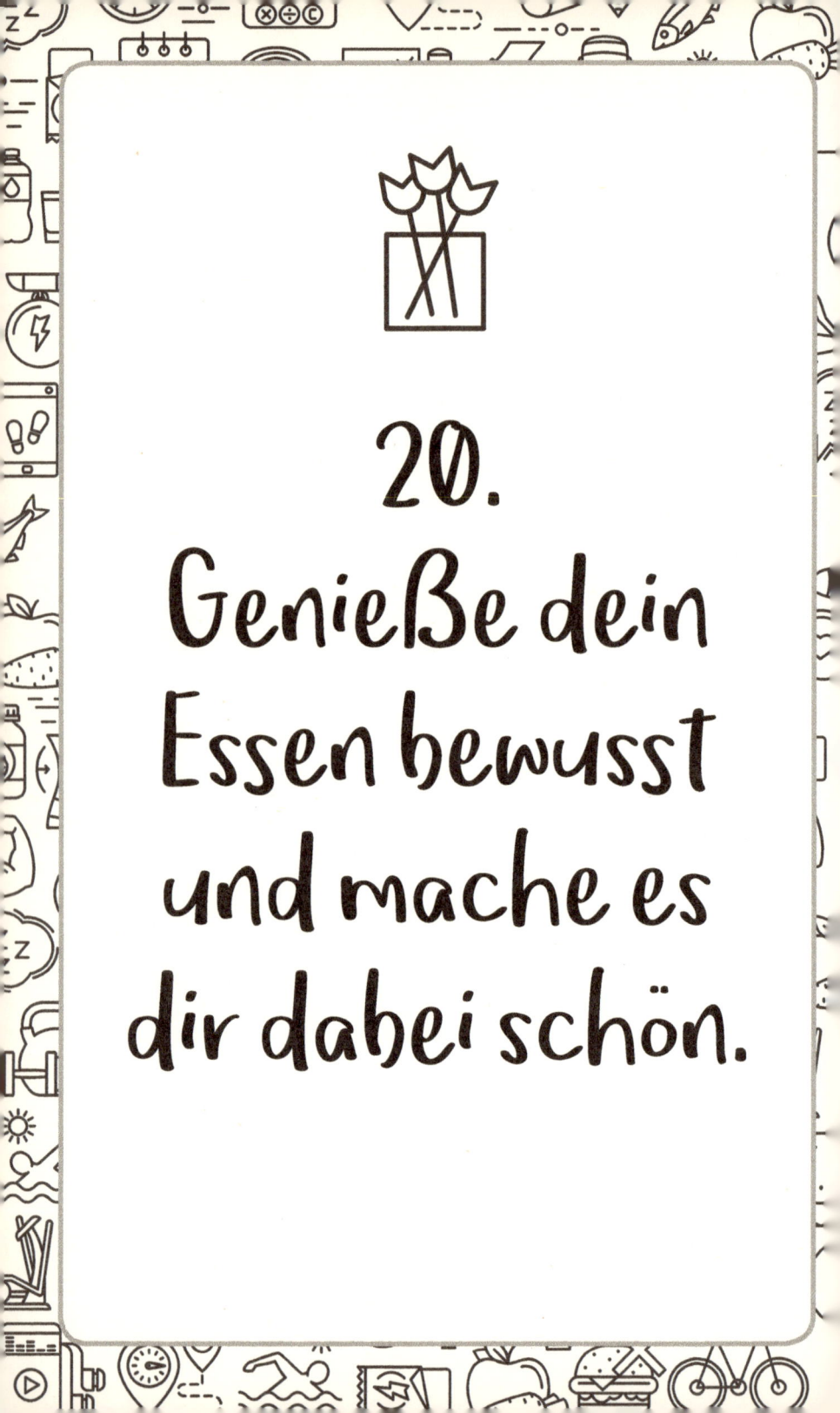

20.
Genieße dein Essen bewusst und mache es dir dabei schön.

Satt zu werden dauert mindestens 20 bis 30 Minuten, egal wie viel wir essen. Aber wie viele Menschen nehmen sich eigentlich noch diese Zeit für jede ihrer Mahlzeiten? In unseren optimierten und durchgetakteten Alltagsabläufen versuchen wir überall, Zeit einzusparen. Auch beim Essen.

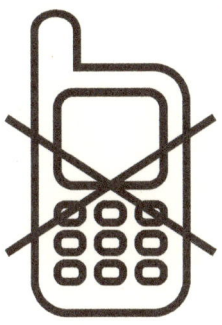

Als ich aus Andalusien nach Hause kam, habe ich mich entschieden, mein Essen in Zukunft bewusster zu genießen. Ich habe aufgehört, beim Essen Zeitung zu lesen, aufs Smartphone zu schauen oder mal schnell im Stehen zu essen. Stattdessen decke ich mir nun den Tisch, vielleicht auch mit einer schönen Blume, und lasse mich durch nichts von meinem Essen ablenken. Das ist keine neue Erfindung, aber es hat meine Einstellung zum Essen insgesamt sehr verändert. Früher habe ich das auch gemacht. Allerdings nie für mich selbst, sondern immer nur, wenn Freunde bei mir zu Gast waren. Ich wollte eine perfekte Gastgeberin sein und ein entsprechendes Bild bei meinen Freunden abgeben. Ich selbst war mir diesen Aufwand jedoch nicht wert. Warum eigentlich nicht? Heute decke ich für mich ganz selbstverständlich den Tisch.

Mittlerweile wundere ich mich darüber, wie achtlos die meisten Menschen essen. Selbst bei uns im Kindergarten schauen die Leute lieber auf ihr Smartphone, statt miteinander zu reden und wirklich abzuschalten.

Ich finde es schade, dass das Miteinander beim Essen verloren gegangen zu sein scheint. Ich habe oft auch das Gefühl, dass viele gar nicht wissen, was sie da gerade eigentlich essen. Während sie Bissen um Bissen in sich hineinschieben, wenden sie ihren Blick kaum noch vom Bildschirm ab. Ob sie mit dem Essen fertig sind, bestimmt nicht der Bauch, sondern die Pausenzeit oder ob sie den Artikel fertiggelesen haben.

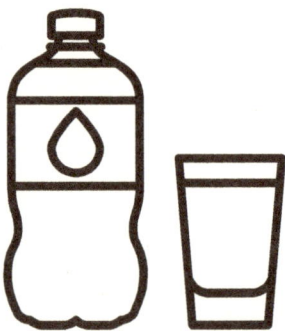

Zu meinen neuen Regeln gehört auch: Zum Essen setze ich mich an einen gedeckten Tisch, auf dem auch immer ein Glas Wasser steht. Ich esse weder schnell im Stehen noch zwischendurch. Dazu gehört auch, dass ich versuche, meinen Teller so schön wie möglich anzurichten. Das Auge isst bekanntlich mit. Wenn ein Teller schön angerichtet ist, sieht er auch gleich viel appetitlicher aus. Und wenn man eine Hähnchenbrust aufschneidet und sie gefächert auf den Teller legt, sieht die

Portion gleich viel größer und voluminöser aus, als wenn man sich das Stück Fleisch im Ganzen auf den Teller legt.

Ich nehme mir mittlerweile ganz bewusst Zeit für mein Essen. Ich kaue ordentlich und lege auch hin und wieder das Besteck beiseite und mache eine kleine Pause. Ein toller Trick, um nicht Gefahr zu laufen, sein Essen in Rekordzeit hinunterzuschlingen. Das Ergebnis: Am Ende einer Mahlzeit bin ich satt und zufrieden.

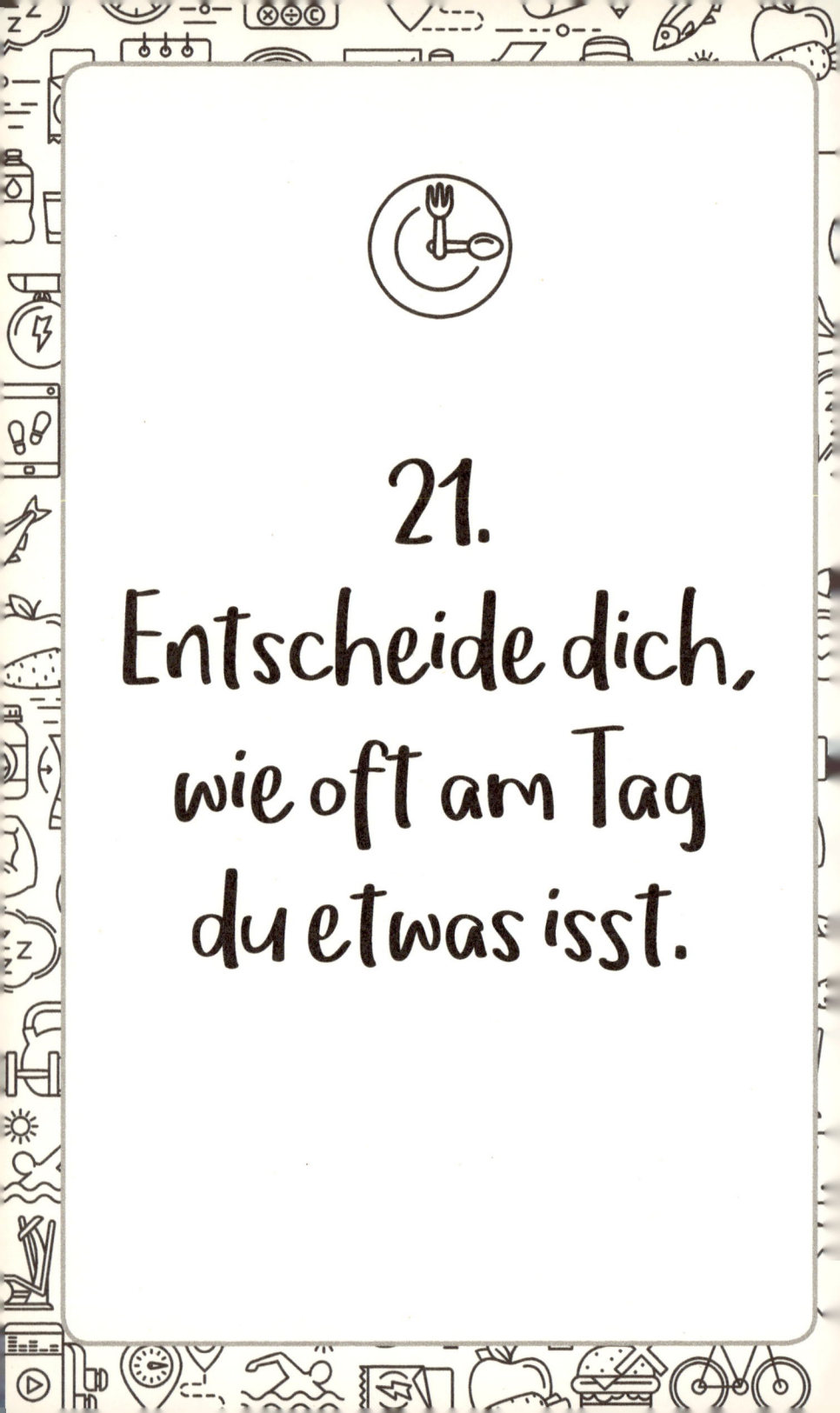

21.
Entscheide dich, wie oft am Tag du etwas isst.

Wenn ich ehrlich mit mir bin, habe ich früher eigentlich andauernd gegessen. Selbst auf dem Weg zum Auto habe ich noch einen Snack in mich hineingestopft. Wann immer ich die Möglichkeit hatte zu essen oder mir Essen angeboten wurde, griff ich zu. Ich konnte nie »Nein!« sagen und Appetit hat man ja eigentlich immer. Als ich aus dem *The Biggest Loser*-Camp nach Hause kam, musste ich diese alte Gewohnheit durchbrechen und mir ein neues Ernährungsmuster zulegen. Da ich eine Freundin von klaren und radikalen Umstellungen bin, entschloss ich mich, nur noch drei Mahlzeiten am Tag zu essen und auf Snacks und kleine Zwischenmahlzeiten komplett zu verzichten.

Ich weiß, dass es viele Ernährungsexperten gibt, die einen solchen Rhythmus nicht mehr empfehlen, sondern stattdessen lieber fünf kleinere, über den Tag verteilte Mahlzeiten. Mit einem solchen Ernährungsplan schießt nämlich der Blutzuckerspiegel nicht so schnell in die Höhe und der Körper schüttet somit auch weniger vom Fetttransporter Insulin aus.

Im Moment sehr angesagt ist auch das sogenannte Intervallfasten, für das es verschiedene Rhythmen gibt (z. B. fünf Tage normal essen, zwei Tage fasten; einen Tag fasten, einen Tag normal essen; oder sechzehn Stunden am Tag nichts essen). Mit diesem Fastenrhythmus werden besondere Selbstheilungskräfte des Körpers aktiviert und der Stoffwechsel insgesamt verbessert.

Bei der Anzahl deiner Mahlzeiten gibt es erst mal kein Richtig und kein Falsch. Egal für welchen Plan du dich entscheidest, am Ende des Tages kommt es auf zwei Dinge an:

1. Erreichst du jeden Tag ein Kaloriendefizit von 400 bis 500 Kalorien?

2. Kannst du deinen Plan durchziehen?

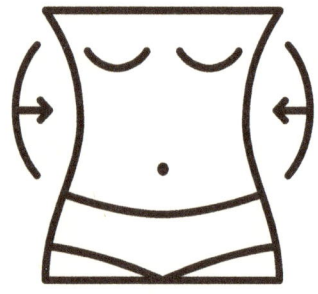

Kannst du diese beiden Fragen mit »Ja« beantworten? Perfekt. Dann kannst du mit deinem persönlichen Essensrhythmus gut abnehmen. Hier muss jeder wirklich seinen eigenen Weg finden. Natürlich hatte und habe auch ich mit meinem strikten Plan immer mal wieder Gelüste nach Essen, von dem ich weiß, dass es mir nicht guttut. Aber gerade in der Anfangszeit musst du dann eben einfach »Nein!« sagen. Hat dein Körper sich dann jedoch einmal an deinen neuen Ernährungsstil gewöhnt, wird auch deine Lust auf Junkfood und Snacks deutlich kleiner.

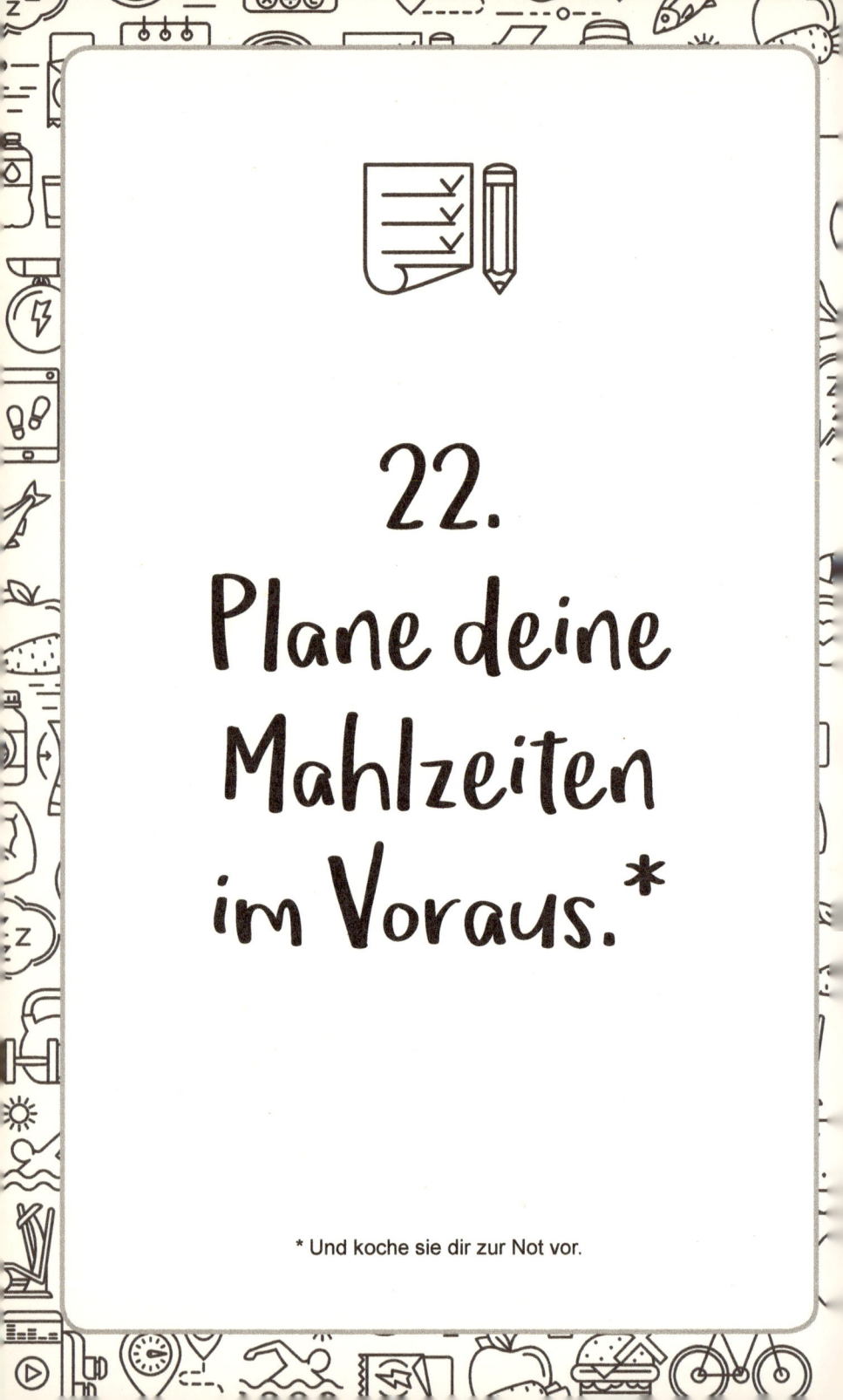

22.
Plane deine Mahlzeiten im Voraus.*

* Und koche sie dir zur Not vor.

Mit dem Personalessen im Kindergarten hätte ich es nie geschafft, in meinem Kaloriendefizit zu bleiben. Heranwachsende Kinder brauchen nun mal etwas anderes zu essen als jemand, der wie ich 30 bis 40 Kilogramm Übergewicht mit sich herumschleppte. Das Mittagessen einfach auszulassen ging aber auch nicht. Mein neuer Tagesablauf sah zudem jeden Tag Sport vor. Oft bin ich gleich nach der Arbeit ins Fitnessstudio gefahren, um mein Sportprogramm durchzuziehen. Wenn ich dann abends um 22 Uhr nach Hause kam, hatte ich natürlich weder die Lust noch die Kraft, mich in die Küche zu stellen. Und eigentlich wollte und will ich so spät am Abend auch gar nichts mehr essen. Ich weiß, dass nach dem Sport die Kohlenhydratspeicher wieder aufgefüllt werden sollen. Aber für mich hat es auch ohne prima funktioniert. Ich brauchte nach dem Sport kein Essen mehr. Ich hatte wirklich keinen Hunger. Mein Körper signalisierte mir ganz eindeutig, dass er kein Essen wollte. Also habe ich auf ihn gehört. Stattdessen bin ich gleich ins Bett gegangen.

Um mich jeden Tag so gesund wie möglich zu ernähren, habe ich tatsächlich angefangen, mein Essen für die ganze Woche vorzukochen. Und ich weiß genau, was du jetzt denkst: Das ist doch ein ungeheurer Aufwand! Dafür habe ich doch gar keine Zeit!

Doch, die hast du! Du musst sie dir nur nehmen. Und glaube mir, wenn du es machst, fühlt es sich gut an. Denn es ist Zeit, die du in dich investierst. In deine Gesundheit, in dein Wohlbefinden. Dein Körper ist dein wertvollstes Kapital. Ich selbst habe lange gebraucht, um das zu begreifen. Heute ist diese Selbstliebe, seinem Körper und sich selbst etwas Gutes zu tun, ein ganz alltäglicher Bestandteil meines Lebens, und ich kann gar nicht verstehen, wenn jemand sagt, dass er keine

Lust hat, sich die Zeit für sich selbst zu nehmen. Was macht man denn eigentlich sonst in der Zeit, wenn man nicht für sich kocht? Was habe ich davon, stattdessen auf dem Sofa zu sitzen und mich vom Fernsehen berieseln zu lassen? Da stelle ich mich lieber in die Küche und bereite mir gesundes Essen vor, mit dem ich guten Gewissens durch den nächsten Tag komme.

Teilweise habe ich mir mein Frühstück, mein Mittagessen und mein Abendessen vorbereitet. Beim Frühstück geht das beispielsweise mit Overnight Oats, also kleinen Gläschen auf Haferflockenbasis. Für die anderen Mahlzeiten setze ich mir kein Limit. Ofengemüse, Ratatouille, Chili con Carne … alles geht. Ich versuche hier nicht, mit dem geringsten Aufwand durchzukommen, sondern mir Sachen zu kochen, auf die ich wirklich Lust habe und die mir guttun. Dadurch, dass ich immer alles fleißig in meinem Ernährungstagebuch notierte, musste ich mit der Zeit nicht immer wieder das Rad neu erfinden, sondern konnte einfach alle drei bis vier Wochen den Plan wiederholen.

Wie so ein Wochenplan aussehen kann, zeige ich dir auf den folgenden Seiten. Bitte erschrick nicht über das sehr umfangreiche Sportprogramm, das ebenfalls Teil meines Wochenplanes ist. Ich weiß, dass nicht jeder so viel Sport in seine Woche einbauen kann. Ich habe aber für mich festgestellt, dass mir diese Menge guttut. Lasse dich in diesem Punkt von meinem Wochenplan nicht abschrecken. Glaube mir, selbst mit vier oder drei Sportstunden pro Woche kannst du gut abnehmen. Du kommst zwar langsamer an dein Ziel, aber du kommst an! Versprochen!

Ein typischer Wochenplan von Alex

Tagesumsatz 1600 kcal	MONTAG	DIENSTAG	MITTWOCH	DONNERSTAG	FREITAG	SAMSTAG	SONNTAG
	1640 kcal 90 EW	1542 kcal 103 EW	1605 kcal 117 EW	1553 kcal 87 EW	1735 kcal 93 EW	1476 kcal 107 EW	1621 kcal 105 EW
FRÜHSTÜCK	**Porridge mit Beeren und Nüssen** 50 g Haferflocken 150 g geriebene Zucchini 200 ml Mandelmilch 100 g Himbeeren 100 g Blaubeeren 10 Mandeln Kaffee schwarz 390 kcal 14 EW	**Vollkornbrot mit Frischkäse, Kresse, Roter Bete, Hummus und Ei** dazu Rohkost aus Tomaten, Gurke und Radieschen 2 Scheiben Vollkornbrot (110 g) 30 g Frischkäse 25 g Hummus Kaffee schwarz 472 kcal 19 EW	**Tassenkuchen mit Blaubeeren** dazu Bananenquark 40 g Haferflocken 5 g Leinsamen 1 Ei 50 g Blaubeeren 150 g Magerquark 33 g Banane Kaffee schwarz 500 kcal 33 EW	**Porridge mit Obst und Nüssen** 50 g Haferflocken 150 g geriebene Zucchini 200 ml Mandelmilch 100 g Himbeeren 150 g Apfel 10 g Haselnüsse Kaffee schwarz 436 kcal 15 EW	**Müsli mit Naturjoghurt und Obst** 50 g Müsli 200 g Skyr 1 Apfel 100 g Himbeeren Kaffee schwarz 450 kcal 27 EW	**Pancakes mit Obst und Quark** 50 g Quinoa-Pancakes ½ Banane 100 g Blaubeeren 150 g Magerquark Kaffee schwarz 520 kcal 30 EW	**Vollkornbrötchen mit Avocado, Harzer Käse und gebratenen Champignons** dazu Tomaten sowie Joghurt mit Früchten 1 Vollkornbrötchen 50 g Avocado 1 Rolle Harzer 200 g Champignons 150 g Tomaten 150 g Joghurt 1 Pfirsich 50 g Blaubeeren Kaffee schwarz 490 kcal 37 EW

Tagesumsatz	MONTAG	DIENSTAG	MITTWOCH	DONNERSTAG	FREITAG	SAMSTAG	SONNTAG
MITTAG-ESSEN	Gefüllte Paprika mit Linsen, Couscous und Brechbohnen 2 kl. Paprika 30 g rote Linsen 150 g Auber-gine 150 g Brech-bohnen Passierte Tomaten 50 g Cous-cous Gemüsebrühe 1 Apfel Kaffee schwarz 650 kcal 26 EW	Gemüsepfan-ne mit Hähn-chenbrust und Naturreis 200 g Hähn-chenbrust 5 g Fett zum Braten 40 g Naturreis 200 g Gemü-sepfanne 2 Kugeln selbst ge-machtes Erd-beereis 650 kcal 53 EW	Ratatouille mit Linsen-nudeln und Feta-Würfeln 50 g Linsen-nudeln 350 g Rata-touille-Ge-müse aus Paprika, Zuc-chini, Cham-pignons, Aubergine, Tomaten 30 g Feta 200 g Melone 505 kcal 24 EW	Curry-Ge-müse-Pfanne mit Garne-len, Quinoa und Buch-weizen 30 g Quinoa 20 g Buch-weizen 150 g Gar-nelen 70 ml Kokos-milch 30 g Curry-paste Gemischtes Gemüse (Zucchini, Paprika, Ka-rotte, Erbsen, Champi-gnons, Zwie-bel, Sprossen) 150 g Joghurt mit 30 g Blau-beeren 650 kcal 45 EW	Chili sin Car-ne mit Süß-kartoffeln 100 g Tofu 100 g Kidney-bohnen 30 g Mais 150 g Paprika Passierte Tomaten 200 g Süßkar-toffeln 1 Süßigkeit nach Wahl bis zu 200 kcal 785 kcal 30 EW	Rinderge-schnetzeltes mit Champi-gnons und Paprika dazu Vollkorn-nudeln 150 g Rinder-filet 150 g Cham-pignons 150 g Paprika 30 g Creme-fine-Sahne 50 g Vollkorn-nudeln 200 g Melone 540 kcal 45 EW	Ofengemüse mit Ofenkar-toffeln und Stremellachs 125 g Lachs 200 g Ofen-kartoffeln 1 EL Olivenöl Ofengemüse (Aubergine, Paprika, Champi-gnons, Zuc-chini, rote Zwiebel, Rosmarin) 1 EL Olivenöl 1 Apfel 856 kcal 45 EW

Tagesumsatz	MONTAG	DIENSTAG	MITTWOCH	DONNERSTAG	FREITAG	SAMSTAG	SONNTAG
ABEND-ESSEN	**Gemischter Salat mit Hähnchenstreifen, Sonnenblumenkernen und Avocado** Gemischter Salat mit Tomate, Gurke, Paprika, Radieschen 15 g Sonnenblumenkerne 200 g Hähnchenbrust 600 kcal 50 EW	**Ofengemüse mit Kräuterhüttenkäse** Ofengemüse (Aubergine, Paprika, Champignons, Zucchini, rote Zwiebel, Rosmarin) 1 EL Olivenöl 200 g Hüttenkäse 420 kcal 31 EW	**Spinat-Lachs-Rolle** Spinatrolle 100 g geräucherter Lachs 30 g Frischkäse 600 kcal 60 EW	**Omelett mit Spinat und griechischem Salat** 2 Eier 10 g Butter 150 g Spinat Tomate, Paprika, Gurke 40 g Feta 5 g Olivenöl 467 kcal 27 EW	**Gemischter Salat mit Ei, Avocado, Käse, Granatapfel** Gemischter Salat mit Tomate, Gurke, Paprika, Radieschen 1 Ei 2 Harzer Käse 50 g Avocado 50 g Granatapfelkerne Dressing → 1 EL Olivenöl, Apfelessig, Senf 500 kcal 36 EW	**Zoodles (Nudeln aus Zucchini) mit Avocado-Pesto und Garnelen** 1 große Zucchini 200 g Garnelen 150 g Cocktailtomaten 40 g Avocado 10 g Pinienkerne 1 EL Olivenöl Basilikumblätter 416 kcal 32 EW	**Gemüsesuppe mit Feta und Kürbiskernen** 300 g Zucchini 200 g Brokkoli 50 g Feta 10 g Kürbiskerne 275 kcal 23 EW
SPORT	**Krafttraining** 1 Std.	**Krafttraining** 1 Std. und 30-45 Min. Ausdauer	**Kardio** 1 Std.	**Krafttraining** 1 Std.	**Krafttraining** 1 Std. und 30-45 Min. Ausdauer	**Frei**	**Ausgiebiger Spaziergang von 2 Std.**

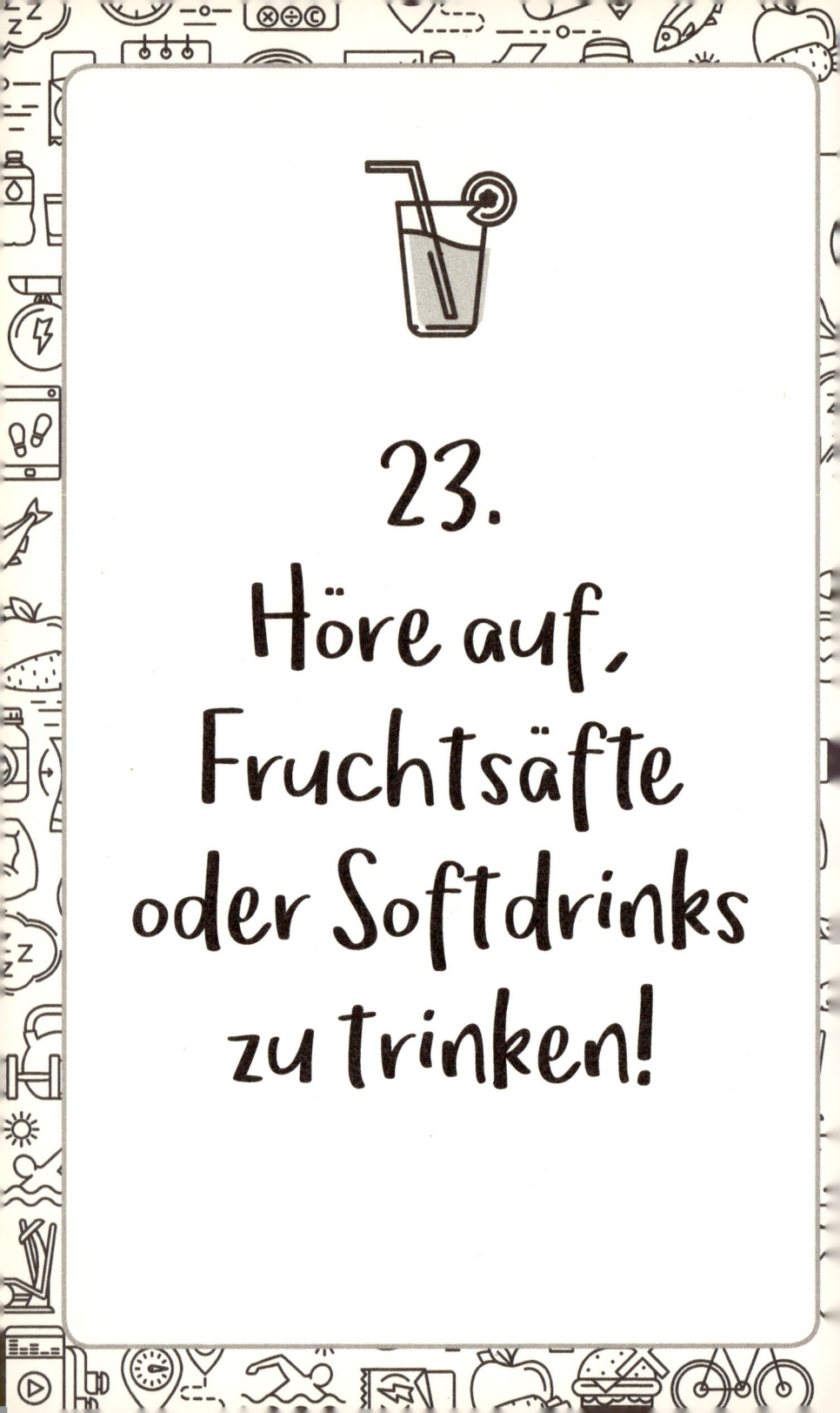

23.

Höre auf, Fruchtsäfte oder Softdrinks zu trinken!

Jeder weiß mittlerweile, dass Fruchtsäfte und Softdrinks wahre Zuckerbomben sind. Wer einen Liter Cola oder Zitronenlimonade am Tag trinkt, nimmt dabei mehr als 400 Kalorien zu sich. Das ist fast eine ganze Mahlzeit. Auch Fruchtsäfte sind sehr süß, selbst als Schorle, die man vielleicht über den Tag verteilt trinkt. Lass einfach die Finger davon. Wenn du wissen willst, warum, mache doch bitte einmal folgendes Experiment:

In einem Liter Apfelsaft stecken etwa 1,4 Kilogramm Äpfel. Das sind etwa acht bis neun Äpfel. Die kaufst du und versuchst einmal, sie an einem Tag aufzuessen. Du wirst sehen, wie schnell dich die Äpfel satt machen. Nach drei bis vier Äpfeln wird dir der Appetit vergehen. Im Gegensatz zum Apfelsaft enthalten sie nämlich noch all ihre Ballaststoffe, die dich satt machen. Beim Safttrinken bleibt dieser Effekt aus.

Generell bin ich kein Fan davon, Essen zu trinken. Ein Obst-Smoothie kommt beispielsweise auf dieselbe Kalorien- und Zuckermenge wie eine Cola. Und satt macht er auch nicht, da Flüssigkeiten vom Körper extrem schnell verarbeitet werden. Es gibt für mich keinen vernünftigen Grund, frisches Obst klein zu mixen, statt es ganz normal zu essen. Also: Trinke nicht Dein Essen. Greif stattdessen lieber zu Wasser, wobei wir auch schon bei der nächsten Regel wären.

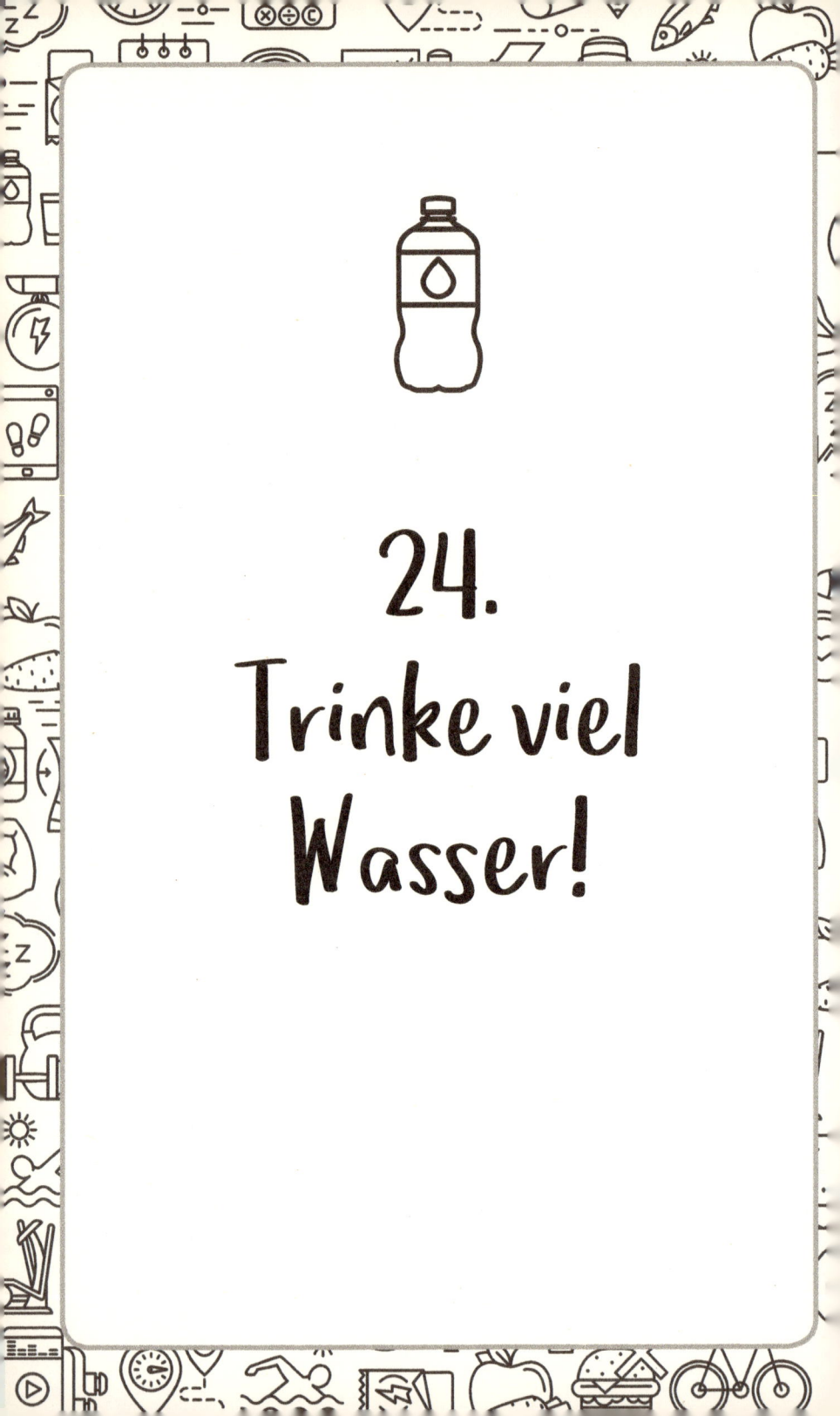

24.
Trinke viel Wasser!

Dein Körper besteht zu 60 Prozent aus Wasser, dein Gehirn sogar zu 85 Prozent. Während du ohne Nahrung bis zu drei Wochen auskommen kannst, überlebst du ohne Wasser maximal eine Woche, wahrscheinlich aber sogar nur drei oder vier Tage. Wasser ist der wichtigste Baustein in deinen Zellen. Es wird benötigt, um Hormone zu produzieren, um Schadstoffe aus deinem Körper zu spülen, um zu verdauen. Es hält die Körpertemperatur konstant und es transportiert Sauerstoff und Nährstoffe.

Mit anderen Worten: Wasser trinken tut dir einfach gut. Vor allem beim Abnehmen. Denn: Wer nicht ausreichend Wasser trinkt, nimmt langsamer oder gar nicht ab. Egal wie viel er trainiert. Dafür verantwortlich ist unser Giftstoffwechsel. Bekanntlich haben unsere Nieren die Aufgabe, Schadstoffe aus unserem Körper zu schwemmen. Um diese Aufgabe zu erfüllen, brauchen sie Wasser. Steht dieses nicht ausreichend zur Verfügung, können die Nieren ihre Funktion nicht mehr in vollem Umfang erfüllen. Das hat zur Folge, dass die Konzentration an Giftstoffen in unserem Körper steigt. Dies wiederum ruft unsere Leber auf den Plan, in der eigentlich Fett verstoffwechselt werden soll. Nun aber übernimmt sie die Arbeit der Nieren und verstoffwechselt die vielen Schadstoffe. Während die Leber das macht, kann sie aber nicht gleichzeitig Fett abbauen. Wer also seinen Fettstoffwechsel durch Training ankurbelt, aber zu wenig trinkt, der bremst die positiven Trainingseffekte sofort wieder aus.

Für die richtige Trinkmenge gibt es zahlreiche Faustregeln. Die meisten Experten empfehlen eine Menge von zwei bis drei Litern Wasser. Wer seinen persönlichen Bedarf ganz konkret ermitteln möchte, kann dies mit der folgenden Formel:

0,035 l Wasser x Körpergewicht in Kilogramm = Wasserbedarf in Litern am Tag.

Für mich heißt das zum Beispiel:

0,035 l Wasser x 65 Kilogramm = 2,275 Liter

An heißen Tagen oder an Tagen, an denen man sich viel bewegt oder Sport treibt, muss man den damit einhergehenden Flüssigkeitsverlust zusätzlich ausgleichen.

Wie so vieles andere auch ist Wassertrinken eine Gewohnheit. Wer regelmäßig wenig trinkt, hat auch weniger Durst. Gerade am Anfang fällt es sehr schwer, den Körper daran zu gewöhnen, mehr zu trinken. Mein Tipp: Stell dir vier kleine 0,5-l-Flaschen gut sichtbar bereit. Im Laufe des Tages solltest du die Flaschen geleert haben. Trink nicht alles auf einmal, sondern gut über den Tag verteilt: eine Flasche am Vormittag, die zweite am Mittag, eine dritte am Nachmittag und eine vierte am Abend. Zu jeder Mahlzeit solltest du dir außerdem erst mal ein Glas Wasser einschenken und vor dem Essen so viel davon trinken, wie du schaffst. So wirst du schneller satt und verdaust auch besser. Wenn ich ein Glas ausgetrunken habe, fülle ich es immer gleich wieder auf, so dass es schon bereitsteht, wenn ich wieder Durst bekomme.

Es gibt Tage, an denen man große Lust auf Wasser hat, und Tage, an denen man keinen Schluck herunterbekommt und sogar einen regelrechten Widerwillen gegen Wasser entwickelt. Hier kannst du dir helfen, indem du das Wasser mit Zitrone, Gurkenscheibchen, Ingwer oder kleinen gewürfelten Apfelstücken aromatisierst.

Stilles Wasser ist besser als Wasser mit Kohlensäure. Letzteres löscht nämlich nicht nur den Durst, sondern regt unter anderem die Ghrelin-Produktion im Körper an. Ghrelin ist ein Stoffwechselhormon, das Lust auf Essen macht. Und mehr Lust auf Essen ist beim Abnehmen nicht gerade hilfreich. Wer das stille Wasser jedoch gar nicht in ausreichender Menge trinken kann, sollte ruhig beim Wasser mit Kohlensäure bleiben. Die Vorteile, die ausreichendes Trinken hat, überwiegen in jedem Fall die Nachteile.

Was passiert, wenn du nur noch (und vor allem ausreichend) Wasser trinkst:

Du hast weniger Hunger.

Du wirst besser durchblutet.

Du senkst dein Herzinfarktrisiko um mehr als 40 Prozent.

Du hast eine stärkere Immunabwehr.

Dein Gehirn funktioniert besser.

Du kannst dich besser konzentrieren.

Du hast weniger Appetit auf deftiges Essen und Snacks zwischendurch.

Deine Haut sieht schöner und strahlender aus.

Du wirst ausgeglichener.

Du wirst beweglicher.

Du hältst deinen Fettstoffwechsel am Laufen.

Du hast insgesamt mehr Energie und bist tagsüber weniger müde.

Du schläfst besser.

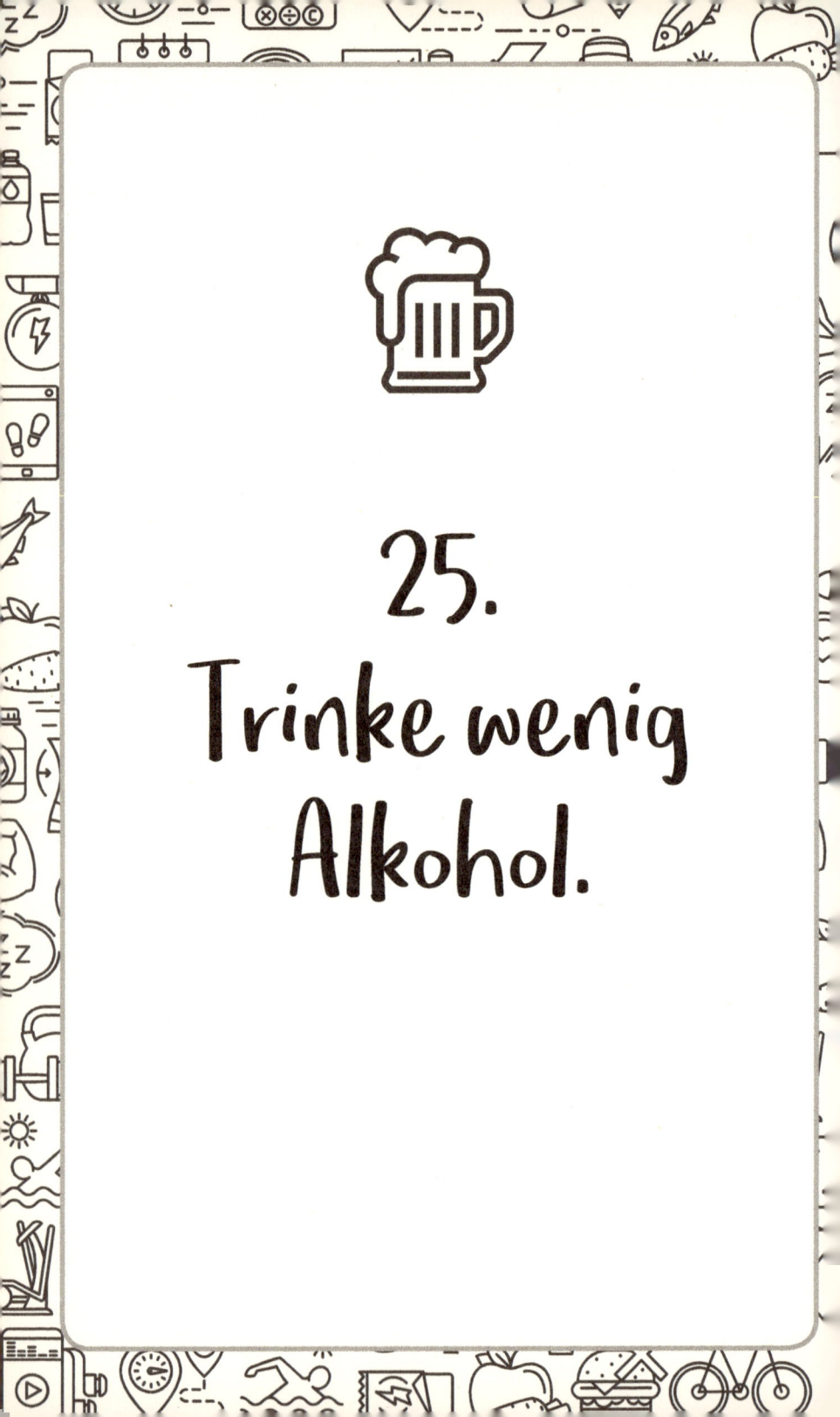

25.
Trinke wenig Alkohol.

Am besten sogar gar keinen, zumindest nicht in deiner Abnehmphase. Alkohol ist unheimlich kalorienreich und wird im Körper bevorzugt in Fett umgewandelt. Sobald du Alkohol im Blut hast, unterbricht die Leber den Fettabbau im Körper und kümmert sich lieber um den Alkohol, denn: Alkohol ist ein Zellgift und muss so schnell wie möglich aus unserem Körper verschwinden. Ein Glas Bier nach dem Sport kann also deine ganzen Trainingsbemühungen zunichtemachen oder zumindest abschwächen. Außerdem entzieht der Alkohol aufgrund seiner Wirkung auf das Hormon Vasopressin deinem Körper Wasser.

Im Durchschnitt schlägt eine Flasche Bier (0,5 l) mit 200 Kalorien zu Buche. Ein normales Glas Weiß- oder Rotwein (0,2 l) versorgt dich mit 150 Kalorien. Bei einem Caipirinha (0,3 l) musst du mit fast 300 Kalorien rechnen – bei zwei kleinen Gläschen Eierlikör (à 2 cl) mit 100 Kalorien. Mit einem Cocktail oder einem Bier deckst du als Frau also in der Regel bereits locker 10 Prozent deines täglichen Energiebedarfs.

Ich kann mich noch gut an den Spruch eines Freundes erinnern, der einmal melancholisch feststellte: »Alles, was schmeckt, macht entweder dick oder betrunken!« Da ist was dran. Fett und Alkohol sind Geschmacksträger, die dafür sorgen, dass es uns besonders gut schmeckt. Wie bei allen Dingen gilt jedoch auch hier: Die Dosis macht das Gift. Ich selbst habe mittlerweile mein Gewicht so stabilisiert, dass ich auch mal ein Glas Wein oder einen Cocktail trinken kann. Und wenn ich das mache, genieße ich diese Momente umso mehr.

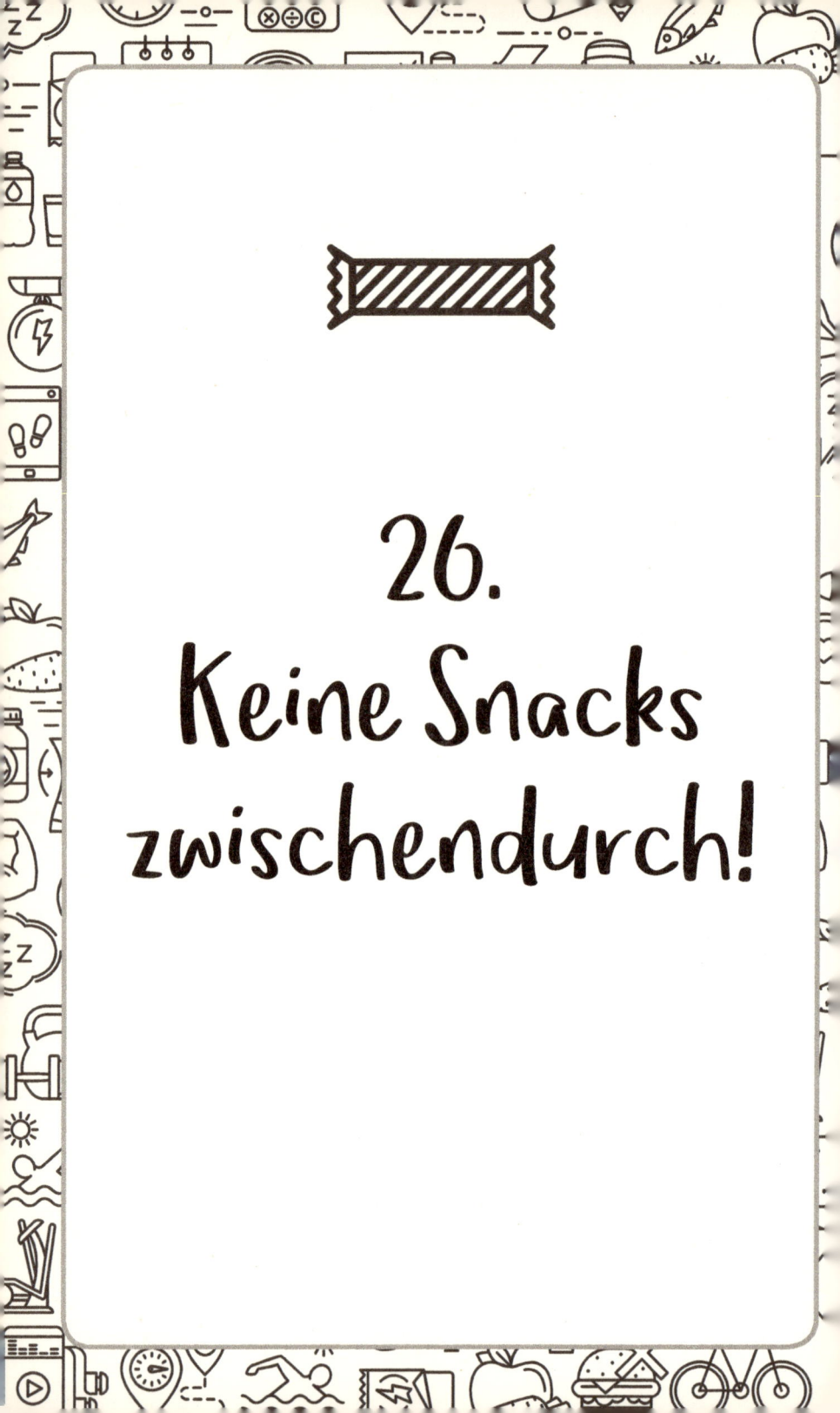

26.
Keine Snacks zwischendurch!

Mit der Beschränkung auf drei Mahlzeiten am Tag geht für mich auch ein Snackverbot einher. Ich esse grundsätzlich nichts zwischen meinen drei Mahlzeiten. Warum? Naschen funktioniert bei mir nicht. Wenn ich zwischendurch ein Stück Schokolade esse, dann bleibt es nicht dabei. Es fällt mir unheimlich schwer, mich in so einer Situation zu zügeln. Ich lasse selbst von gesundem Obst wie Äpfeln oder Beeren zwischendurch die Finger. Lieber freue ich mich auf meine nächste Hauptmahlzeit, bei der ich dann natürlich auch Obst esse. Die ersten Tage und Wochen mit dieser Umstellung waren hart, und mehr als einmal dachte ich, dass ich gleich durchdrehe. Aber wenn man den Snackentzug erst einmal erfolgreich ins Gehirn programmiert hat, dann ist es auch gut. Ich snacke auch nicht mehr vorm Fernseher. Würde ich heute einen DVD-Abend veranstalten, würde ich meinen Gästen keine Chips mehr anbieten. Es gäbe maximal Gemüsesticks. Gerade beim Fernsehen habe ich gemerkt, wie sehr ein bestimmtes Verlangen nach Snacks an die Situation gebunden ist. Man hat zu Abend gegessen und ist satt. Man geht duschen und man ist immer noch satt. Man macht es sich vor dem Fernseher gemütlich, schaut zehn Minuten und plötzlich ist man gar nicht mehr satt, sondern braucht eine Wagenladung Kartoffelchips. Jetzt sofort. In Wahrheit ist man natürlich immer noch satt, aber das Verlangen ist einfach einprogrammiert. Das Gehirn muss erst lernen, dass es auch ohne den Snack Fernsehen gucken kann. Wenn du es jedoch partout nicht aushältst: Schalte deinen Fernseher aus und gehe spazieren. Es bringt nichts, dass du dich zu sehr auf das Ertragen des Appetits konzentrierst. Durchbreche lieber gerade zu Beginn deiner Ernährungsumstellung dein altes Verhaltensmuster und setze dich der Situation, in der du früher einfach so gegessen oder gesnackt hast, erst gar nicht mehr aus. Ein Alkoholiker sollte ja auch nicht in eine Kneipe gehen und dort Wasser trinken.

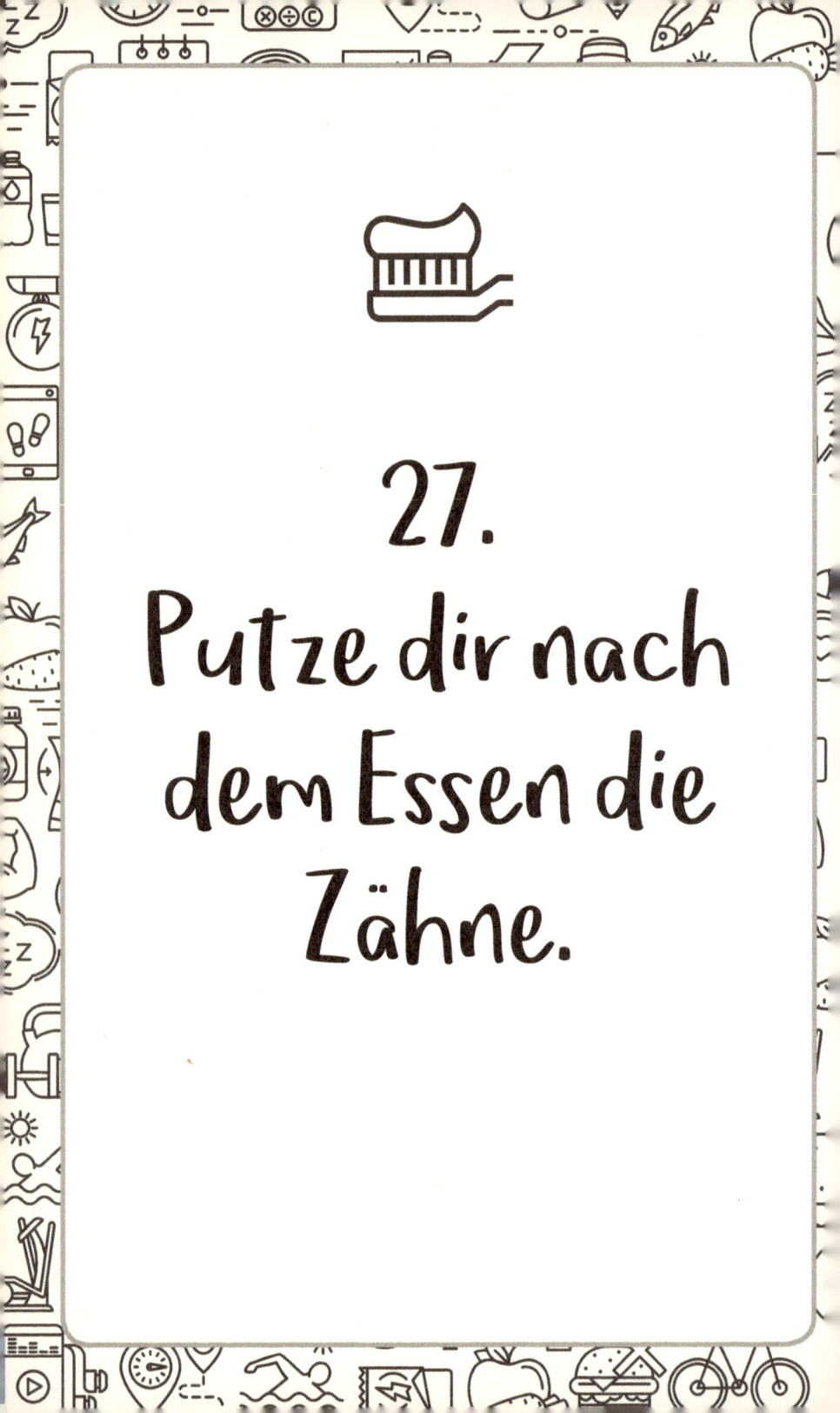

27.
Putze dir nach
dem Essen die
Zähne.

Ich weiß, dieser Trick klingt banal. Aber mir hat er dabei geholfen, leichter aufs Snacken zwischen den Mahlzeiten zu verzichten. Probiere es einfach aus! Der Mentholgeschmack der Zahnpasta ist erfrischend, du tust damit deinen Zähnen etwas Gutes, und dein Kopf wird sich die nächsten Stunden zweimal überlegen, ob er zwischendrin noch was Kleines nascht, um dann wieder Zähne putzen zu müssen. Außerdem speichert dein Kopf das Zähneputzen in Zukunft als Ende deiner Mahlzeit und schraubt seinen Appetit zurück.

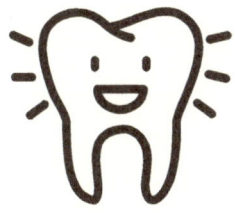

28.

Wenn du Hunger oder Appetit hast, trinke erst einmal etwas.*

* Oder geh zum Sport.

Gerade am Anfang einer Ernährungsumstellung rebelliert der Körper oft mit einem starken Hungergefühl und möchte, dass du zu deinen alten ausschweifenden Essgewohnheiten zurückkehrst. Um dieses Hungergefühl zu zügeln, gibt es einen ganz einfachen Trick: Lenk dich ab!

Manchmal ist der Hunger nämlich gar kein Hunger, sondern Durst. Sobald du Hunger verspürst, solltest du daher immer erst einmal ein oder zwei Gläser Wasser trinken. Entpuppt sich das Gefühl doch als Hunger, such dir eine Beschäftigung, die dich davon ablenkt. Das kann ein Spaziergang sein, eine kleine Sporteinheit oder etwas, das du schon immer im Haus oder in der Wohnung erledigen wolltest.

Suche dir am besten eine Aktivität, bei der du auch deinen Kopf benutzen musst. Eine Idee ist zum Beispiel, auf YouTube nach einem Tanzworkshop zu suchen und ein paar coole Salsa- oder Hiphop-Schritte zu lernen. Aktivität ist wirklich das beste Mittel, um dich von deinem Hunger oder von deinem Appetit abzulenken. Wichtig ist, dass du auf keine monotonen Aktivitäten zurückgreifst, da sonst deine Gedanken ganz schnell wieder ums Essen kreisen werden. Und genau das ist das Schlimmste, was dir passieren kann, da dein Hunger dann größer und größer wird.

Schöne Tätigkeiten, die dich vom Appetit ablenken

- In der Natur – im Park, im Wald oder am Wasser – spazieren gehen.

- Eine Fahrradtour machen.

- Laut Musik aufdrehen und einfach mal frei tanzen, ohne Scham und ohne Gedanken, die darum kreisen, wie das für anderen aussehen könnte. Das eigene Wohnzimmer oder die Küche eignen sich perfekt dazu! Gern auch mit lautstarkem Gesang.

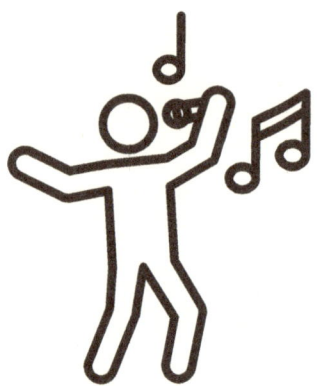

- Sich künstlerisch betätigen. Zum Beispiel malen, zeichnen, fotografieren, nähen, häkeln oder sticken.

- Alte Aktivitäten aus der Kindheit wiederaufleben lassen, z. B. Tischtennis spielen, Federball spielen, zum Minigolf oder Bowling gehen.

- Sich mit Freunden verabreden und gemeinsam aktiv werden z. B. spazieren gehen, wandern oder schwimmen.

- Mit einem Tierheimhund Gassi gehen.

- Eine Partie Darts spielen.

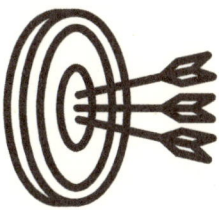

- Verschiedene Paperflieger basteln und schauen, welcher am weitesten fliegt.

- Sich inspirierende Videos von den Abnehmerfolgen anderer Menschen anschauen. Oder sich in Trainingsvideos Anregungen für das eigene nächste Workout holen.

- Auf einem Spaziergang Blumen und Gräser sammeln und diese zu Hause zu einem kunstvollen Strauß binden.

- In einen Buchladen gehen und dort durch die Regale stöbern.

- Den nächsten Urlaub planen.

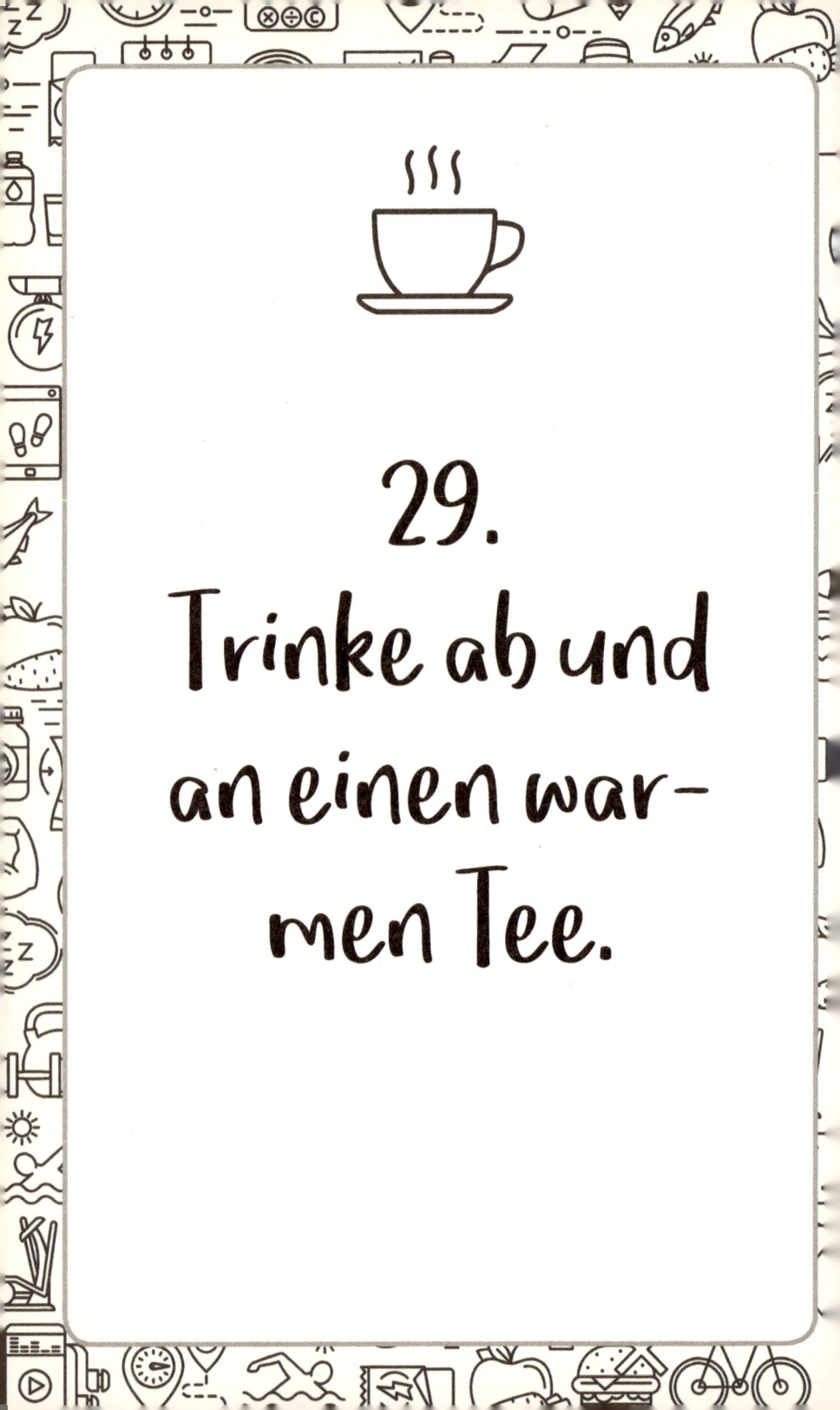

29.
Trinke ab und an einen warmen Tee.

Gesundes Essen, schön und gut, aber manchmal kann mir ein kna-
ckiger Salat nicht das verschaffen, was ich ab und an brauche: dieses
wohlig-warme Gefühl im Magen, das einen von innen wärmt. Da ich
dieses Gefühl durchaus hin und wieder vermisse, aber den Salat nicht
gleichzeitig von meinem Speiseplan streichen möchte, helfe ich mit
einer warmen Tasse Tee nach. Ein schöner Kräuter- oder Früchtetee ist
lecker und hat eine beruhigende Wirkung. Außerdem fühlt sich mein
Magen dadurch voll an. Oft merke ich auch, dass der warme Tee mir
hilft, eine kleine Hungerattacke verschwinden zu lassen.

Ich mag es ebenfalls, einen Tee oder auch einen Kaffee als Abschluss
einer Mahlzeit zu trinken. Mit diesem Trick habe ich auch die Gewohnheit »süßer Nachtisch« gegen »flüssigen Nachtisch« eingetauscht.
Meine absolute Teeempfehlung ist Süßholztee mit Minze oder ein rei-
ner Minztee, denn das in der Minze enthaltene Menthol dämmt die
Lust auf Süßes auf natürliche Weise ein.

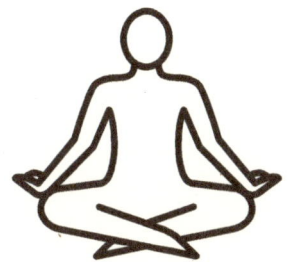

30.
Iss weniger (rotes) Fleisch.

Ich bin keine Vegetarierin, aber ich esse mittlerweile deutlich weniger Fleisch. Es gibt für mich einfach viele andere nahrhafte Alternativen. Das war nicht immer so. Früher war ein Teller ohne ein Stück Fleisch oder Wurst für mich unfertig. Wenn jemand Nudeln mit Tomatensauce kochte, fragte ich mich immer:»Wo ist das Hackfleisch?« Allerdings ist mit der Umstellung meiner Ernährung auch mein Appetit auf Fleisch weniger geworden. Ich brauche es jetzt nicht mehr auf jedem Teller. Vor allem Wurst oder rotes Fleisch gelten in großen Mengen ohnehin als gesundheitlich bedenklich. Bei täglichem Verzehr erhöht beides das Krebs- und Herzinfarktrisiko. Vor allem Männer tun sich oft schwer mit dem Verzicht auf Fleisch. Auch hier kann ich nur sagen: Es geht nicht um einen absoluten Verzicht, sondern um eine angemessene Portionierung und Gewichtung. Es ist eine Umgewöhnung gefragt. Wenn du weiterhin das isst, was du immer gegessen hast, wird sich in deinem Leben nichts ändern.

Wie sehr wir beim Essen von unseren Gewohnheiten geprägt sind, zeigt folgende Fleischesser-Anekdote: Bei einem Grillabend hatte ich keine Lust, den zehnten Nudel- oder Kartoffelsalat aufs Büfett zu stellen. Ich wollte schließlich auch mein Gemüse essen können. Also habe ich einen Kohlrabi-Apfel-Salat mit Walnüssen gemacht. Den Kohlrabi habe ich jedoch mit einem Spiralschneider in Nudelform geschnitten, so dass mein Salat dem Aussehen nach auch wie ein Nudelsalat daherkam. Die optische Täuschung gelang so perfekt, dass sich sogar ein paar ausgewiesene Fleischesser die vermeintlichen Nudeln auf den Teller packten. Ich ließ sie gern im Dunkeln tappen. Und siehe da: Den meisten schmeckte der Salat sogar. Freiwillig hätten sie so etwas nie gegessen. Aber allein die Nudelform in meinem Salat half den Männern, ihre Gemüseabneigung zu überwinden. Gemüsenudeln lassen sich auch aus Zucchini, Karotten, Kürbis oder Gurken schneiden.

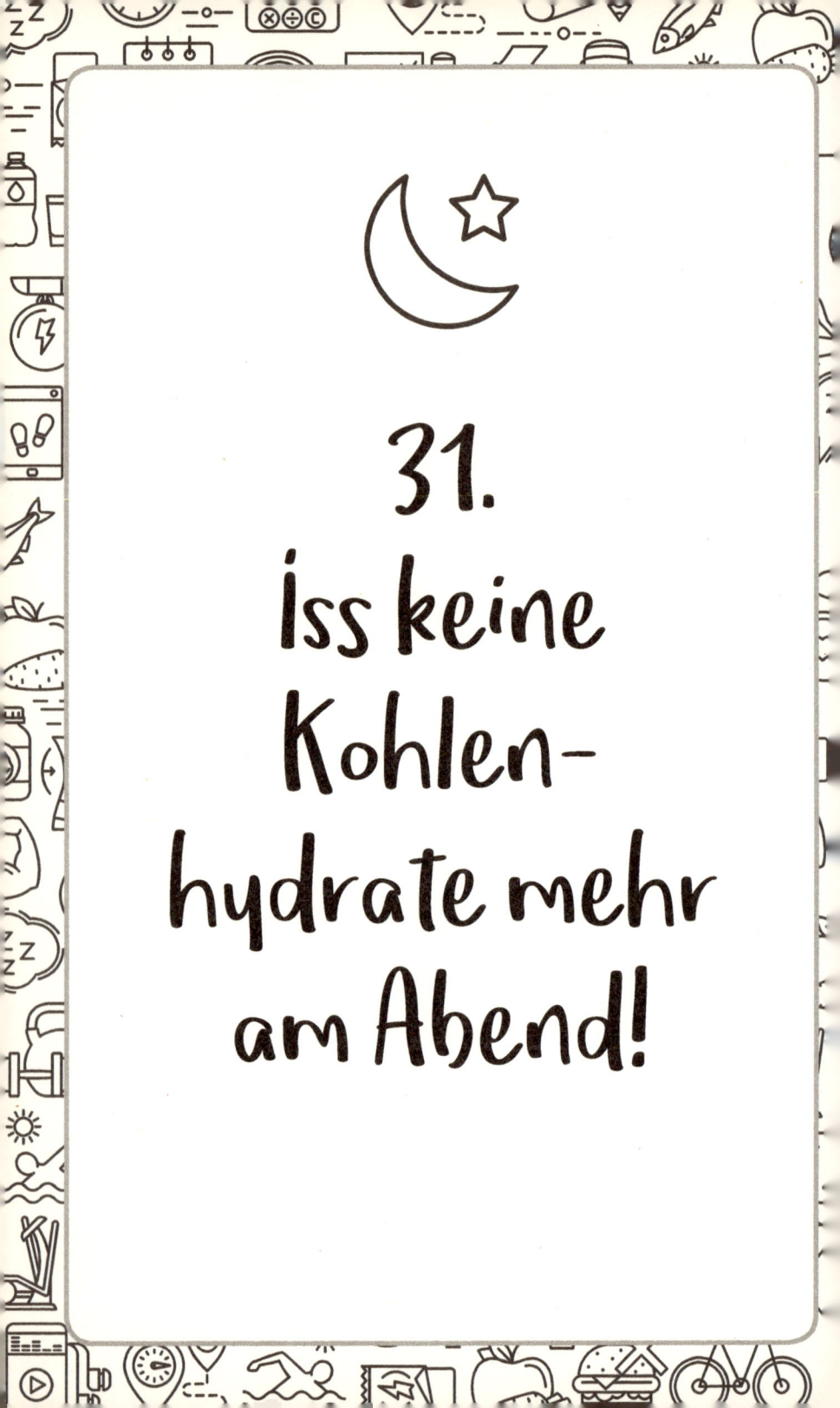

31.
Iss keine Kohlen-hydrate mehr am Abend!

Wie du bereits gelernt hast, sind Kohlenhydrate nicht per se schlecht. Ich bin auch kein Anhänger der Low-Carb-Ernährung, da der Verzicht auf Kohlenhydrate mein Hungergefühl unheimlich verstärkt und mir sehr viel Willenskraft abverlangt. Allerdings habe ich beim Abendessen konsequent auf Kohlenhydrate verzichtet. Der Grund: Ich brauche am Abend diesen Energiekick nicht mehr. Gute Kohlenhydrate, die langsam verstoffwechselt werden, liefern dir über einen besonders langen Zeitraum Energie. Die brauche ich aber nach 20 Uhr gar nicht mehr, da ich abends nach der Arbeit und nach dem Sport vor allem zur Ruhe kommen möchte. Also habe ich auf den Energiekick verzichtet und mich bei meinen Mahlzeiten stattdessen an das bekannte Motto »Morgens wie ein Kaiser, mittags wie ein König, abends wie Bettler« gehalten.

Nicht einmal vor dem Sport musste ich noch mal schnell eine Portion Kohlenhydrate vertilgen. Vielleicht konnte ich deswegen im Training nicht immer meine komplette Leistungsfähigkeit abrufen, aber andererseits habe ich mich ohne Kohlenhydrate beim Sport nie schlapp gefühlt. Ich habe das einfach nicht gebraucht. Sollte dir dagegen der Kohlenhydratkick vor dem Training helfen, nutze ihn ruhig. Iss vor dem Training beispielsweise eine Banane oder eine Scheibe Vollkornbrot, wenn du das Gefühl hast, damit besser durch die Trainingseinheit zu kommen. Wie gesagt: Am Ende entscheidet dein persönliches Empfinden darüber, wie du dein Sport- und Ernährungsprogramm am besten umsetzen kannst.

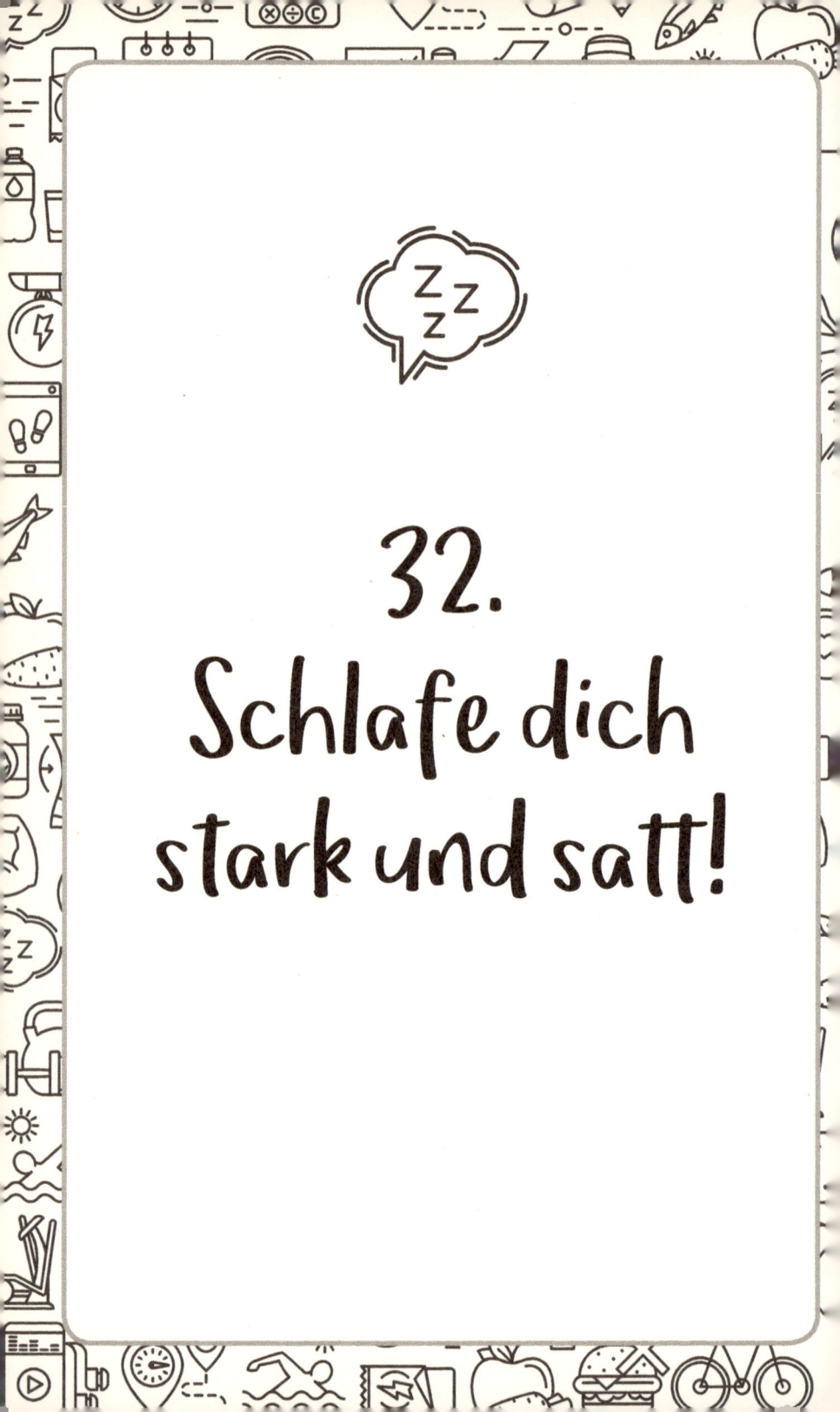

32.
Schlafe dich stark und satt!

Der Claim »Schlank im Schlaf« hat in den letzten Jahren eine ordentliche Karriere hingelegt – und zwar zu Recht, denn Schlaf ist für unseren Körper eine wahre Wohltat und hilft tatsächlich ganz konkret beim Abnehmen. Im Schlaf werden unsere Zellen repariert, unser Immunsystem wird gestärkt und das Gehirn verarbeitet die Erfahrungen und Erlebnisse des Tages. Doch nicht nur das: Auch unser Hormonsystem ist besonders aktiv, während wir schlafen. So wird zum Beispiel das Wachstumshormon Somatropin im Schlaf gebildet. Somatropin steuert den Muskelaufbau in unserem Körper. Wenn du nach deinem Training ausreichend schläfst, verstärkt das den Trainingseffekt und hilft deinem Körper, sich besser auf das nächste Training einzustellen. Vergiss nicht: Jeder Muskel mehr hilft dir beim Abnehmen. Doch es gibt noch ein zweites Hormon, das im Schlaf produziert wird und dir beim Abnehmen behilflich ist: Leptin. Leptin signalisiert deinem Körper, dass du satt bist. Schläfst du zu wenig, wird in deinem Körper weniger Leptin produziert. Am nächsten Tag bist du also nicht nur müde, sondern du hast auch noch mehr Hunger. Als ausreichend gelten sieben bis neun Stunden Schlaf am Tag. Ob du ausreichend schläfst, kannst du ganz einfach feststellen: Überlege, wann du das letzte Mal vor dem Wecker wach geworden bist? Nie? Dann solltest du vielleicht ein wenig früher ins Bett gehen. Wie viel Schlaf dein Körper genau braucht, kannst du am besten im Urlaub ermitteln. Geh regelmäßig zur selben Zeit ins Bett und überprüfe, wann du ohne Wecker aufwachst. In den ersten Tagen wirst du wahrscheinlich noch länger schlafen, als du musst. Der Körper gleicht in dieser Zeit deine Schlafschuld aus. Ist diese Schuld nach fünf, sechs Tagen beglichen, wachst du ganz normal auf und kennst nun die Zeit, die dein Körper gerne schlafen würde. Damit kein falscher Eindruck entsteht: Guter Schlaf allein lässt dich nicht abnehmen. Du musst natürlich immer auch ordentlich trainiert und dein Kaloriendefizit erreicht haben. Aber Schlaf kann dir dabei helfen, deine Ziele leichter zu erreichen.

💪

33.
Quäle dich und gehe in jedem Training an deine Grenze!

Wenn du beim Sport bist, hast du die Wahl: Sitzt du deine Zeit im Studio mehr oder weniger nur ab und spulst dein Programm lustlos und mit angezogener Handbremse runter? Oder nutzt du jede Minute so intensiv wie möglich und gibst Vollgas? Wenn du dich für die zweite Variante entscheidest, wirst du deutlich schneller Fortschritte erzielen. Beim Sport gibt es eine Regel: Dein Körper gibt dir nur das zurück, was du von ihm verlangst. Wenn du nur zehn Kniebeugen machst, wird dein Körper lediglich die Kraft für zehn Kniebeugen entwickeln. Wenn du zwanzig Kniebeugen machst, wird er die Kraft für zwanzig Kniebeugen entwickeln. Schmerzen beim Training sind gerade am Anfang normal. Wenn du seit ewigen Zeiten keinen Sport mehr gemacht hast, muss dein Körper umso mehr leisten, um dich wieder in Form zu bringen. Er muss Muskeln auf- und Fett abbauen, Sehnen müssen gedehnt werden und Nervenzellen auf die neuen Bewegungsmuster programmiert werden.

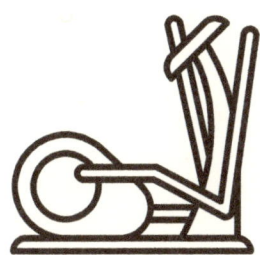

Viele übergewichtige Menschen sehen in den Schmerzen beim Sport oft ein Warnsignal. Sie haben Angst, dass sie ihren Körper überfordern und sich verletzen könnten. Ja, das kann passieren, und stark übergewichtige Menschen sollten anfangs auch nur mit professioneller Hilfe Sport treiben. Dennoch: In den meisten Fällen ist die Angst vor Verletzungen nur eine der zahlreichen Einflüsterungen des inneren

Schweinehundes und sein Versuch, dich wieder in eine Diskussion mit dir selbst zu verwickeln. Kläre mit deinem Trainer die Übungen ab, die du gefahrlos absolvieren kannst, selbst wenn du ans Limit gehst. Und ziehe sie durch.

Ich selbst hatte im *The Biggest Loser*-Camp immer wieder Probleme mit meinem Bein. Schuld daran war – wie sich erst viel später herausstellte – ein Ermüdungsbruch. Obwohl die Schmerzen mich ständig behinderten, ärgerte ich mich viel mehr darüber, dass ich in dieser Zeit meinem Team bei vielen Challenges einfach keine große Hilfe sein konnte. Ich habe trotzdem versucht, alles aus mir herauszuholen. Vor allem bei den Fleißaufgaben habe ich versucht wiedergutzumachen, was ich zuvor durch meine körperliche Einschränkung nicht leisten konnte. Das ganze Ausmaß der Verletzung wurde mir erst zu Hause bewusst. Natürlich empfahl mir der Arzt absolute Ruhe für mein Bein. Eine bessere Entschuldigung, mit dem Sport aufzuhören, hätte ich eigentlich nicht geliefert bekommen können. Ich entschied mich gegen die Sportpause. Schließlich hatte ich in den Wochen zuvor den Fuß unwissentlich voll belastet und es war gut gegangen. In der Zeit danach achtete ich einfach mehr auf mein Bein, dosierte die Belastung und trainierte gewissermaßen um den Schmerz herum. Der Ermüdungsbruch heilte auch so ohne Komplikationen. Wenn ich daran zurückdenke, staune ich noch immer darüber, zu welchen Leistungen der menschliche Körper fähig ist.

Für mich persönlich habe ich irgendwann einfach akzeptiert, dass Sport an der Belastungsgrenze immer wehtut und eine Qual ist. Und das ist auch gut so. Denn die Schmerzen bedeuten schlicht und ergreifend, dass mein Körper an seine Grenze gegangen ist. Weißt du, was passiert, wenn du Muskelkater bekommst? Dein Körper baut hinterher die nötigen Muskeln auf, damit du beim nächsten Mal dieselbe Anstrengung ohne Muskelkater schaffst. Statt über einen Muskelkater zu jammern, solltest du dich freuen, dass du wirklich an deine Grenze gegangen bist und endlich das nächste Leistungsniveau erreicht hast.

»Es wird nicht leichter,
du wirst besser.«

(aus meinem persönlichen Motivationstagebuch
im *The Biggest Loser*-Camp)

34.
Konfrontiere dich mit deinem Gewicht.

Es gibt Experten, die einem raten, ohne Waage abzunehmen. Das helfe, den Stress zu vermeiden, wenn es mal nicht so schnell geht. Ich wusste immer, wie viel ich wiege. Sowohl früher als auch heute. Ich habe mich immer mit meinem Gewicht konfrontiert und würde dir das auch empfehlen. Wer abnehmen will, muss wissen, wie viel er wiegt und in welche Richtung sich sein Gewicht bewegt. Ja, es kann sein, dass du beim Abnehmen mal für eine Woche das Gefühl hast, auf der Stelle zu treten und nicht mehr voranzukommen. Aber da musst du durch, denn:

Es ist ganz normal, dass du nicht immer in der gleichen Geschwindigkeit abnehmen wirst.

♥

Dein Körper entwickelt sich bei weitem nicht so schnell zurück, wie er dick geworden ist. Selbst wenn du deinen Sport- und Ernährungsplan konsequent umsetzt, wird es Wochen geben, in denen du weniger Gewicht verlierst als in anderen. Ich weiß, wie unbefriedigend diese Situation ist, und habe sie zusammen mit den anderen Kandidaten im *The Biggest Loser*-Camp ein paarmal durchlebt. Hinzu kommt, dass ich jemand bin, der immer konkrete Ergebnisse braucht, um sich weiter zu motivieren. Zwar bin ich bereit, von einem Tag auf den anderen viel zu leisten. Ich werde aber auch genauso schnell ungeduldig, wenn die gewünschten Ergebnisse dann erst einmal ausbleiben und auf sich warten lassen.

Verliert man trotz Sport und gesunder Ernährung in einer Woche nur ein paar hundert Gramm an Gewicht, fühlt sich das nach nichts an. Und sofort stellt sich mir die Frage: Lohnt sich der Aufwand überhaupt? Auch hier gilt: Fang keine Diskussionen mit dir an. Ich selbst habe zwar mit durchgetretenem Gaspedal abgenommen, aber das ist nicht der normale Weg. Zu schnelles Abnehmen ist ohnehin ungesund und erhöht die Gefahr, dass der Jo-Jo-Effekt umso stärker zuschlägt. Realistisch ist ein Gewichtsverlust von 1,5 bis 2 Kilogramm im Monat – je nach Ausgangsgewicht. Gerade am Anfang wird es vielleicht mehr sein. Aber lass dich von den 5 oder 8 Kilogramm, die du in den ersten Wochen scheinbar locker verlierst, nicht blenden. In dieser Zeit verliert dein Körper leider eh vor allem nur Wasser. Der eigentliche Kampf beginnt später und er wird lange dauern. Akzeptiere das einfach.

Selbst wenn du dein Wunschgewicht eines Tages erreicht hast, wird dein Körper noch lange brauchen, um wieder vollständig in Form zu kommen. Ich selbst hatte Glück, dass sich zum Beispiel meine Haut relativ gut zurückgebildet hat. Die durch das Abnehmen vorher herunterhängenden Hautlappen an meinem Bauch oder an den Brüsten waren keineswegs ein ästhetischer Anblick. Ich hatte mir das anders gewünscht und auch geglaubt, dass das bestimmt nicht so schlimm sein würde.

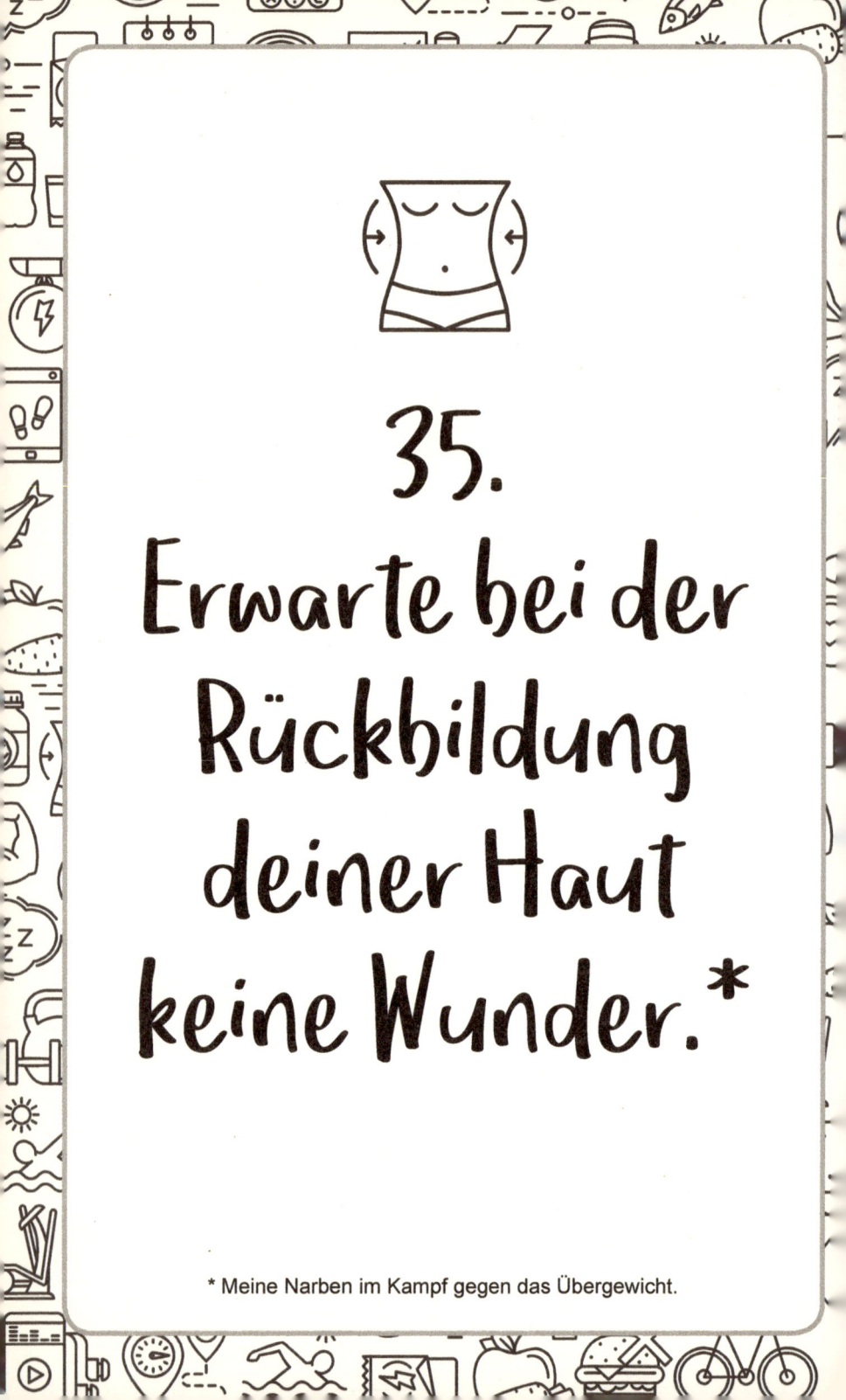

35.
Erwarte bei der Rückbildung deiner Haut keine Wunder.*

* Meine Narben im Kampf gegen das Übergewicht.

Obwohl es die wenigsten offen aussprechen, glaube ich, dass neben den positiven gesundheitlichen Aspekten auch das Aussehen für viele eine wichtige Rolle beim Abnehmen spielt. Ein Thema, das viele Teilnehmer in meinen Kursen besonders interessiert, ist die Rückbildung der Haut.

Wer viel abnimmt und aus gesundheitlichen Gründen auch viel abnehmen muss, wird erst einmal nicht mit einem Alabasterkörper belohnt. Im Gegenteil: Selbst wenn die Muskeln schon ordentlich gewachsen sind und man bereits etliche Fettrollen losgeworden ist, muss man sich darauf einstellen, dass die eigene überschüssige Haut vorerst eine ganze Weile an einem herunterhängen wird. Das sieht nicht schön aus. Und was noch schlimmer ist: Man kann auch nicht wirklich etwas dagegen tun.

Durch das massive Übergewicht ist in der vollkommen überdehnten Haut die Gewebestruktur meist erschlafft oder sogar gerissen. Dadurch sind die Selbstheilungskräfte der Haut entsprechend eingeschränkt. Außerdem braucht die Haut einfach viel mehr Zeit, um sich zurückzubilden. Während sich die Fettzellen – mit dem richtigen Plan – relativ rasch leeren lassen, braucht die Rückbildung der Haut einfach sehr viel Zeit. Nachdem ich 20 bis 25 Kilogramm abgenommen hatte, musste ich mich natürlich auch mit dem Problem der hängenden Haut herumschlagen.

Persönlich habe ich nach dem *The Biggest Loser*-Finale oft missgünstige Blicke geerntet, da es von außen so aussieht, als ob sich bei mir die Haut fast vollständig zurückgebildet hätte. Es wurde sogar das Gerücht gestreut, ich hätte mich operieren lassen. Das stimmt nicht. Ich habe mir weder die Haut straffen noch Fett absaugen lassen. Vor allem Letzteres würde ich nie tun, da ich ja mittlerweile weiß, dass der Körper die Fettzellen an anderer Stelle sofort wieder einlagern würde. Auch wenn sich bei mir die Haut vielleicht etwas besser zurückgebildet hat als bei anderen Menschen, die viel abgenommen haben, ist es noch immer nicht so, dass ich mit dem Ergebnis rundum glücklich bin.

Wie gesagt, ganz verhindern lässt sich die hängende Haut nicht. Allerdings kann man die Rückbildung der Haut mit einigen Maßnahmen unterstützen: Mit die wichtigste ist eine gesunde, vitaminreiche und möglichst zuckerfreie Ernährung. Zucker schädigt das Bindegewebe nachweislich und fördert zudem die Entstehung von Akne. Mit einer ausgewogenen Ernährung unterstützt man dagegen die Neubildung der Haut, denn die Haut wird so mit allen notwendigen Baustoffen versorgt. Eine besondere Rolle spielen dabei die essentiellen Fettsäuren sowie Lebensmittel, die Vitamin C enthalten. Wasser ist für die Haut ebenfalls wichtig. Trink daher ausreichend. Sport – hier vor allem Kraftsport – hat bei mir ebenfalls geholfen, die Rückbildung der Haut zu unterstützen.

Erwarte von all diesen Maßnahmen jedoch keine absoluten Wunder.

♥

Ich selbst habe in Sachen Rückbildung der Haut sehr viel mehr erwartet. Zumal ich zuvor von mehreren Seiten gehört hatte, dass es ein Jahr nach der Abnahme hierbei noch einmal einen Schub geben würde – vorausgesetzt man behält seine gesunde Ernährung bei und treibt regelmäßig Sport. Mittlerweile ist bei mir das Jahr längst rum. Und ja, ein bisschen was ist noch passiert. Aber es ist nicht so, dass man nicht mehr sehen kann, dass ich einmal fettleibig war. Ob sich das noch einmal verbessern wird? Das wird die Zukunft zeigen. Im Augenblick ist es mir aber auch egal. Statt auf ein Wunder zu warten, versuche ich den Tatsachen ins Auge zu sehen: Ein Dehnungsriss in der Haut wird immer sichtbar sein. Ich vergleiche das immer mit einem Blatt Papier. Einmal zerrissen, kann man das Blatt mit einem Tesa-Streifen zwar wieder zusammenkleben, aber – egal wie sorgfältig man das Papier klebt – man wird immer sehen, dass dort ein Riss war. Und genauso wird man es einer überdehnten Haut immer ansehen, dass sie einmal über so viel Fleisch gespannt war. Ich wünschte mir zwar sehnlichst, dass es anders wäre, aber:

Ich habe Cellulite am Bauch.

❤

Das ist nun einmal so. Meine Haut ist an vielen Stellen nicht straff und fest, sondern schrumpelig und hat Dellen. Aber ich akzeptiere das. Diese Dellen sind die Narben meines Kampfes gegen das Übergewicht. Sie gehören zu mir. Sie erzählen meine Geschichte und erinnern mich daran, was ich durchgemacht habe. Ich würde daher auch in ein paar Jahren – wenn sich die Situation nicht weiter verbessert haben sollte –

keine Operation machen lassen. Warum auch? Um einem Schönheitsideal zu entsprechen? Dem habe ich auch nicht entsprochen, als ich dick war. Da der aktuelle Zustand meiner Haut meine Gesundheit nicht weiter beeinträchtigt, sehe ich keinen Grund, irgendwelche Risiken einzugehen, die ein chirurgischer Eingriff ja auch immer mit sich bringt.

>>Um klarer zu sehen, genügt oft ein Wechsel der Blickrichtung.<<

(aus meinem persönlichen Motivationstagebuch
im *The Biggest Loser*-Camp)

❤

Nutzen und Risiken einer Fettschürzen-OP

Wer sich eine Fettschürze wegoperieren lassen möchte, muss vorab in der Regel sein Gewicht ein halbes oder sogar ein ganzes Jahr gehalten haben. Ob die Krankenkasse die Kosten für den Eingriff ganz übernimmt oder sich daran beteiligt, wird in der Regel individuell bewertet. Tatsächlich können Hautlappen ein echtes gesundheitliches Risiko darstellen. Sammelt sich in den Hautfalten zum Beispiel durch Sport und Bewegung oft Schweiß, können dort leicht Entzündungen oder Pilzinfektionen entstehen. Auch durch die ständige Reibung der schlaffen Haut bei Bewegungen können sich Wundherde bilden. In solchen schweren Fällen ist eine Operation natürlich sinnvoll.

Die Operation einer Fettschürze ist allerdings nicht ohne Risiko. Es können im Nachhinein Infektionen auftreten, die Wundheilung kann gestört werden und in manchen Fällen kommt es auch zu Nachblutungen. Es ist auch nicht so, dass sich die verkürzte Haut so anfühlt wie früher. Da bei dem Eingriff auch teilweise Nervenzellen in der Haut zerstört werden, kann es nach der Operation Stellen geben, an denen sich die Haut taub anfühlt, und zwar für immer. Es kann auch gefährlich werden, wenn man nach der Operation schnell an Gewicht zunimmt und wenn die wieder aufgefüllten Fettdepots von innen gegen die Narben drücken. Deshalb sollte ein Eingriff immer wohlüberlegt sein und nur nach ausführlicher Beratung erfolgen.

Es ist sehr wichtig, dass man eine Operation immer von einem Facharzt durchführen lässt. Die Berufsbezeichnungen »ästhetischer Chirurg« oder »kosmetischer Chirurg« sind in Deutschland nicht geschützt. Jeder Arzt kann sich so bezeichnen. Wenn sich ein Arzt dagegen als »Facharzt für plastische und ästhetische Chirurgie« ausweist, kann man auf eine entsprechende Ausbildung und Expertise vertrauen.

Ich empfehle, den Status quo nach Möglichkeit einfach zu akzeptieren. Mir hat dabei vor allem die Einstellung geholfen, dass die Dellen kein Makel sind, sondern eben die Narben meines Kampfes gegen mein Übergewicht. Nur wenn die Gesundheit und die Lebensqualität durch die hängenden Hautlappen akut beeinträchtigt werden, sollte man eine Operation tatsächlich in Betracht ziehen.

Beeren statt Botox – Kollagen zum Essen

Neben Sport und Bewegung ist deine Ernährung ein absolut unterschätzter Helfer für ein schöneres Hautbild. Den Begriff Kollagen hat wohl jeder schon einmal gehört. In fast jeder Werbung für Cremes wird diese Substanz als Wirkstoff genannt. Was jedoch kaum einer weiß: Kollagen ist ein Eiweiß. Es ist das Eiweiß, das in unserem Körper am meisten vorkommt, und zwar mit einem Anteil von 30 Prozent. Es steckt in unseren Zähnen, Muskeln, Knochen, Sehnen und eben in unserer Haut.

Je älter wir werden, desto stärker lässt die Kollagenproduktion in unserem Körper nach. Ab dem Alter von 35 Jahren wird die eingeschränkte Kollagenproduktion in der Regel sichtbar. Rauchen, heftige Sonneneinstrahlung, permanenter Stress, die Hormonveränderungen in der Menopause oder eine zuckerreiche Ernährung können die Hautalterung zusätzlich beschleunigen.

Wer seiner Haut etwas Gutes tun will, kann die Kollagenproduktion im Körper jedoch mit der richtigen Ernährung wieder ankurbeln. Die folgenden Gerichte und Nahrungsmittel liefern deinem Körper besonders viel Kollagen oder unterstützen die Neubildung des Proteins:

- Brühe aus Rindfleischknochen oder Hühnerkarkassen
- Schmorfleisch (z. B. Ochsenschwanz)
- Rotes Obst und Gemüse (z. B. Erdbeeren, Rote Beete, rote Paprika). Das darin enthaltene Lycopen fördert die Kollagenbildung.

- Beeren – je dunkler, desto besser. Sie enthalten viele Antioxidantien. Diese können im Körper freie Radikale einfangen, das sind Stoffwechselprodukte, die das Hautbild kaputtmachen.
- Obst und Gemüse mit viel Vitamin C (z. B. Zitrone, Kiwi, Orange, Brokkoli oder Grünkohl). Denn Vitamin C spielt eine wichtige Rolle bei der Kollagenbildung.

Eine gesteigerte Kollagenproduktion ist übrigens nicht nur gut für deine Haut. Das Protein ist ein wahres Multitalent und wirkt auch an anderer Stelle positiv auf deinen Organismus ein:

- Kollagen wirkt gegen Gelenkschmerzen.
- Kollagen regt den Stoffwechsel und das Muskelwachstum an.
- Kollagen unterstützt die Regenerationsfähigkeit des Organismus.
- Kollagen sorgt für einen besseren Schlaf.
- Kollagen hilft dem Körper bei der Entgiftung.
- Kollagen unterstützt Heilungsprozesse im Körper, u. a. im Darm.

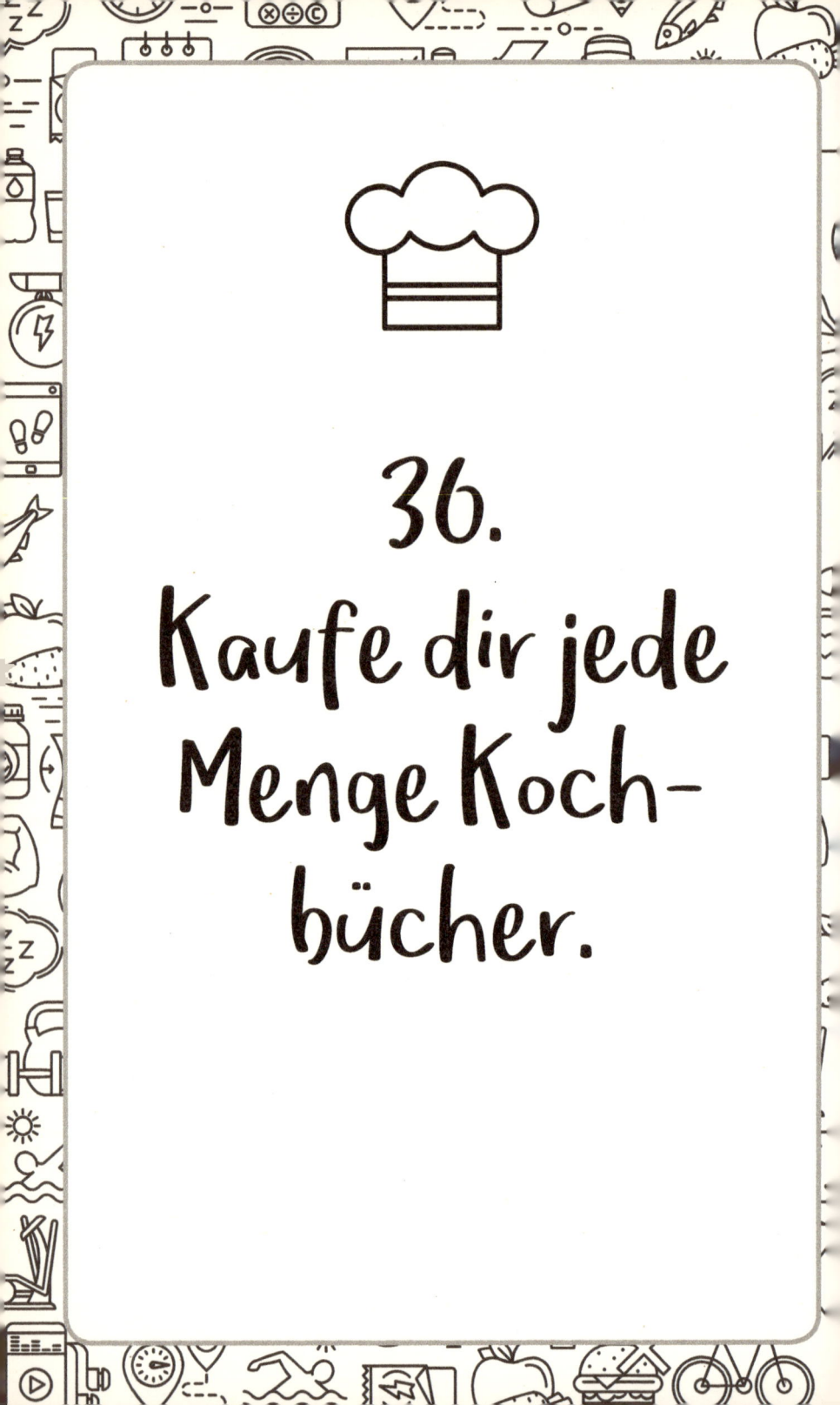

36.
Kaufe dir jede Menge Koch-bücher.

Der Verzicht auf industriell verarbeitete Lebensmittel bedeutet, dass du selbst in der Küche aktiv werden musst. Ich habe zum Glück schon immer gern gekocht. Allerdings ganz anders als heute. Paniertes wie Schnitzel oder Chicken Nuggets mit einer – wie ich heute weiß – vor Zucker triefenden Soße. Spätzle gingen auch nur mit Sahnesoße. Zum Burger gehörte natürlich eine ordentliche Portion Pommes. So konnte und durfte ich natürlich nicht weiter kochen und essen, um auf mein Kaloriendefizit zu kommen.

Auch du wirst dein Kochverhalten ändern müssen. Wenn du das nicht schaffst, wirst du Probleme haben, Gewicht loszuwerden. Wenn ich heute mit Leuten über gesunde Ernährung rede, höre ich ganz oft: »Mir schmeckt Gemüse aber nun mal nicht. Und Salat esse ich auch nicht. Ich bin doch kein Kaninchen.«

Logisch, dass solche Aussagen kommen. Wenn man jahrelang nur Essen zu sich genommen hat, in dem zu viel Fett, zu viel Zucker und zu viele Geschmacksverstärker gesteckt haben, dann schmeckt normales Essen grundsätzlich fad. Es bleibt auch so lange dabei, bis du deinen Gaumen von all diesen Stoffen entwöhnt hast und sich dein Geschmackssinn auf die neue Ernährung eingestellt hat.

Ich selbst habe mir nach meiner Zeit in Andalusien jede Menge neuer Kochbücher gekauft und unheimlich viele Dinge ausprobiert und mich inspirieren lassen. Mittlerweile bin ich zum Beispiel ein absoluter Zucchini-Fan. Ich reibe sie sogar in mein Porridge zum Frühstück, um mehr Volumen zu essen und länger satt zu bleiben. Ich weiß, das wird für viele erst mal befremdlich klingen. Aber mir schmeckt es und ich fühle mich nach so einem Frühstück einfach besser. Ich esse auch viel mehr Hülsenfrüchte als früher und koche gerne mit geschmacksintensiven asiatischen Gewürzen wie Curry, Koriander oder Kreuzkümmel. Aus meinen Experimenten ist sogar ein eigenes Kochbuch entstanden. Es heißt *Clever essen.* Schau doch mal rein. Vielleicht findest du ja ein paar inspirierende Rezepte darin.

Kocht man immer das Gleiche, wird das Essen schnell langweilig und es schmeckt auch nicht mehr so gut. Damit du die Lust auf Gemüse und deine neue gesunde Ernährung nicht verlierst, brauchst du einen Rezeptvorrat, der für Abwechslung auf dem Teller sorgt. Und wenn tatsächlich mal etwas nicht schmeckt, hake es einfach als Erfahrung ab und probiere etwas anderes aus.

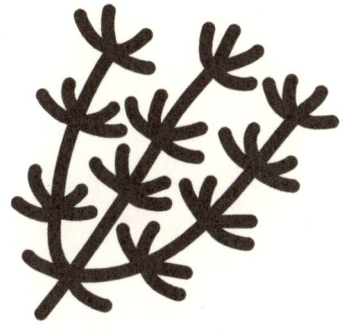

STOP

37.
Folge keinem Ernährungs- trend.

Es gibt keinen modernen Ernährungstrend, auf den ich schwören würde. Low Carb, Paleo, High Fat, Low Fat, Raw Food, Detox, vegan ... Jeder dieser Ernährungstrends hat seine Vor- und Nachteile. Wenn es eine Philosophie gibt, an die du dich bedenkenlos halten kannst, dann ist es das sogenannte Clean Eating. Dahinter verbirgt sich nichts anders als die Vorgabe, möglichst frische, natürliche Lebensmittel zu essen und industriell verarbeitete Lebensmittel zu vermeiden. Eine ausgewogene, gesunde Ernährung bedeutet, dass du dich möglichst abwechslungsreich und vielseitig ernährst, mit allem, was uns die Natur dafür zur Verfügung stellt. Dazu gehört auch, möglichst saisonal und regional zu essen, denn reif geerntete Lebensmittel aus der Region enthalten sehr viel mehr Nährstoffe als Lebensmittel, die unreif geerntet werden und lange Transportwege zurücklegen.

Es ist faszinierend, zu wissen und zu spüren, was gesunde natürliche Lebensmittel deinem Körper alles Gutes tun. Hier ein paar Beispiele:

- Brokkoli ist ein echtes Superfood. Er ist reich an Eisen, Magnesium und Kalzium, enthält viel Vitamin C und fördert die Verdauung mit zahlreichen Ballaststoffen, die auch noch satt machen. Dank seines Inhaltsstoffes Sulforaphan ist Brokkoli auch ein Krebskiller.

- Weißkohl ist ein wichtiger Vitaminlieferant im Winter. Seine Inhaltsstoffe wirken entzündungshemmend, gegen oxidativen Stress, helfen dem Körper beim Entgiften und senken den Cholesterinspiegel.

- Heidelbeeren enthalten Carotin, Vitamine sowie Anthocyane, die antioxidativ und entzündungshemmend wirken.

- Rote Zwiebeln enthalten zweimal so viele Antioxidantien wie weiße Zwiebeln. Sie kurbeln den Fettabbau an und helfen beim Aufbau des Peptides Gluthation, ein Entgifter, der im Körper für DNA-Reparaturen und die Ausleitung von Schwermetallen benötigt wird.

- Staudensellerie enthält besonders viel Chlorophyll, das für den Aufbau neuer Blutzellen gebraucht wird und das Wundheilung sowie Entgiftung unterstützt.

- Haselnüsse sind reich an ungesättigten Fettsäuren, die sicherstellen, dass dein Körper Vitamine gut aufnehmen kann. Die Fettsäuren wirken zudem positiv auf das Sättigungsgefühl.

- Radieschen enthalten Senföl. Das Öl hat die Eigenschaft, Fett zu binden. Isst man bei einem fetten Essen also ein paar Radieschen, verwertet der Körper nicht die gesamte Fettmenge. Je röter ein Radieschen ist, desto mehr Vitamin C enthält es. Außerdem regen Radieschen den Gallenfluss an und unterstützen so die Verdauung.

- Petersilie wirkt blutreinigend, entwässernd, hilft gegen Mundgeruch und regt die Verdauung an.

- Topinambur bringt viele Ballaststoffe (macht satt!) und Eiweiß (satt werden + Muskelaufbau!) mit. Eine weitere Besonderheit im Topinambur ist das spezielle Kohlenhydrat Inulin, das appetitzügelnd wirkt. Deshalb wird Inulin auch bei der Therapie von Diabetes angewendet. Da Topinambur 22 Polyphenole enthält, wirkt er zudem positiv auf eine geschädigte Magen-Darm-Flora.

- Erbsen sind reich an Ballaststoffen und Eiweiß und helfen dadurch nach dem Sport beim Muskelaufbau.

- Spargel hilft bei Pilzerkrankungen, verhindert Nierensteine und unterstützt den Körper sogar bei der Tumorbekämpfung.

- Zitronenwasser stärkt das Immunsystem, reinigt die Haut, verbessert die Verdauung und unterstützt den Körper dabei, Giftstoffe leichter auszuspülen.

- Avocado enthält sehr viele ungesättigte Fettsäuren, die unser Körper dringend braucht (z. B. für Zellmembranen und Gehirnfunktionen), da er sie selbst nicht produzieren kann.

- Ingwer wirkt gegen Übelkeit, Appetitlosigkeit, bei Verdauungsbeschwerden und regt den Stoffwechsel an.

- Wirsing enthält viel Eisen und sehr viel Eiweiß (Muskelaufbau!), mehr als beispielsweise Rot- oder Weißkohl.

- Rettich wirkt belebend, da er den Stoffwechsel ankurbelt und die Bildung von Verdauungssäften anregt.

- Rucola ist wegen seines hohen Jodgehalts gut für Menschen mit Schilddrüsenproblemen.

- Auberginen unterstützen die Leber durch den Inhaltsstoff Saponin beim Fettabbau.

- Fenchel wirkt dank seines ätherischen Öls gut gegen Blähungen.

- Lammfleisch enthält größere Mengen des Stoffs L-Carnitin, der nachweislich die Fettverbrennung ankurbelt.

- Karotten stärken durch Betacarotin die Gefäße, unter anderem in den Augen.

All diese positiven Effekte gehen deinem Körper verloren, wenn du dich einseitig oder nur von industriell gefertigten Lebensmitteln ernährst. Natürliche Lebensmittel sind wie Medizin für deinen Körper. Baue sie in deine Ernährung ein und du wirst erleben, wie dein gesamtes Wohlbefinden davon profitiert.

Beziehe zum Beispiel die folgenden Vorsätze in deinen Abnehmplan ein, um deine Ernährung vielseitiger zu gestalten:

>>Ich koche in jeder Woche mit einem Gemüse,
mit dem ich noch nie gekocht habe.<<

❤

oder

>>Ich koche in der Woche mit mindestens zehn
verschiedenen Gemüsesorten.<<

❤

»Wenn du immer nur das tust, was du bereits kannst, bleibst du immer nur das, was du schon bist.«

(aus meinem persönlichen Motivationstagebuch im *The Biggest Loser*-Camp)

38.

Nahrungs- ergänzungs- mittel können beim Abnehmen sinnvoll sein.*

* Sie sollten aber immer eine Ergänzung und niemals ein Ersatz für eine gesunde Ernährung sein.

Grundsätzlich ist es möglich, sich komplett mit allen notwendigen Nähr- und Mineralstoffen über normale, nicht industriell verarbeitete Lebensmittel zu versorgen. Als ich jedoch im Rahmen meiner Ernährungsumstellung meinen Fleisch- und Wurstkonsum drastisch einschränkte, stellte ich fest, dass ich mich schneller müde und schlapp fühlte als vorher. Die Ursache dafür war schnell gefunden: Ich litt unter einem Vitamin-B12-Mangel. Vitamin B12 ist im Körper entscheidend am Energiestoffwechsel beteiligt. Es sorgt unter anderem mit dafür, dass Makronährstoffe wie Kohlenhydrate und Fett im Körper in Energie umgewandelt werden können. Außerdem wirkt es auf unser Nervensystem und wird bei der Bildung der roten Blutkörperchen gebraucht. Da der Körper es nicht selbst bilden kann, muss man es über die Nahrung zu sich nehmen. Der Körper speichert das Vitamin dann vorwiegend in der Leber und ruft es bei Bedarf ab. Leider kommt Vitamin B12 kaum in pflanzlichen Lebensmitteln vor. In konzentrierter Form findet es sich in Fleisch, insbesondere in Leber, da auch Tiere ihr Vitamin B12 vorwiegend in der Leber abspeichern. Ansonsten ist es auch in Milchprodukten und Käse oder in Eiern enthalten.

Da ich meinen Fleischkonsum nicht wieder hochschrauben wollte, probierte ich, meinen Vitamin-B12-Bedarf über ein Präparat zu decken. Tatsächlich merkte ich schnell, dass ich mich mit dem Vitaminpräparat sehr viel besser fühlte. Ich war wacher und nicht mehr so angeschlagen. Grundsätzlich halte ich jedoch nichts davon, lauter Pillen zu schlucken, um genügend Vitamine und Mineralstoffe zu mir zu nehmen. Das Vitamin-B12-Präparat ist die Ausnahme und nicht die Regel.

Je mehr Sport du machst, desto sinnvoller kann es sein, zusätzlich Magnesium zu dir zu nehmen. Magnesium ist bei der Muskelkontraktion der Gegenspieler von Kalzium. Während Kalzium für die Anspannung der Muskeln sorgt, ist das Magnesium für die Entspannung verantwortlich. Fehlt dem Körper Magnesium, eben durch ein umfangreiches Sportprogramm, kann es zu Krämpfen kommen, weil sich die Muskeln nicht mehr entspannen können. Mit dem Magnesiumspiegel im Blut sinkt auch die allgemeine sportliche Leistungsfähigkeit, da der gesamte Energiestoffwechsel nicht mehr gut funktioniert.

Der Magnesiumgehalt ausgewählter Lebensmittel (in Milligramm pro 100 g)

Lebensmittel	Magnesiumgehalt (mg pro 100 g)
Kürbiskerne	534
Sonnenblumenkerne	420
Cashewnüsse	292
Sojabohnen	280
Mandeln	170
Erdnüsse	163
Spinat	58
Kohlrabi	43
Banane	36
Edamer	36
Emmentaler	35
Grünkohl	31
Avocado	30
Brombeeren	30
Gouda	28

Eiweiß ist vielleicht das bekannteste Nahrungsergänzungsmittel für Sportler. Ich selbst habe es während meiner Abnehmphase nicht genommen. Aufgrund der Wettbewerbsbedingungen bei *The Biggest Loser* hatte ich mich ja vor allem auf die Fettverbrennung und weniger auf den Muskelaufbau konzentriert. Heute, wo Muskeln bei mir durchaus für ein paar Kilo mehr auf der Waage sorgen dürfen, achte ich viel stärker auf ausreichend Eiweiß in meiner Nahrung und trinke auch schon mal einen Proteinshake nach dem Training. Allerdings sollte dein Fokus auch hier vor allem auf natürlichen Lebensmitteln liegen. Eine ausreichende Eiweißzufuhr ist auch ganz ohne Proteinshakes oder -riegel möglich. Ich kann jedoch sehr gut nachvollziehen, dass man abends nach dem Training seinen Muskeln mit einem Eiweißkick noch kurz etwas Gutes tut, wenn man keine Lust mehr aufs Kochen oder ohnehin keinen großen Appetit hat. Man sollte jedoch darauf achten, dass Shakes und Riegel möglichst wenig Zucker und Zusatzstoffe enthalten und nicht dazu führen, dass man aus seinem Kaloriendefizit rutscht. In der Zeit, in der ich abgenommen habe, wurde mir regelmäßig Blut für ein Blutbild abgenommen. In keinem Fall wurde – abgesehen vom Vitamin-B12-Mangel – ein gravierender Nährstoffmangel festgestellt. Und das, obwohl ich mich die ganze Zeit über in einem extremen kalorischen Defizit befand. Dass ich trotzdem manchmal völlig am Ende und k. o. war, lag schlicht an dem Pensum, das ich mir auferlegt hatte. Mich selbst hat es immer wieder erstaunt, dass die Ärzte nie einen Nährstoffmangel feststellten. Ich lag zwar mit dem einen oder anderen Wert an der Grenze. Aber niemals so, dass mir geraten wurde, meinen Abnehmplan umzustellen. Wichtig zu wissen ist auch, dass industriell hergestellte Nahrungsergänzungsmittel in der Regel nicht so wirkungsvoll sind wie ihre natürlichen Vorbilder. Oft kann der Körper die künstlich hergestellten Nachahmerprodukte kaum oder sogar gar nicht verstoffwechseln.

39.
Lasse dich nicht von Abnehmwunder-pillen oder -pülverchen verführen.

Ich weiß, dass die Vorstellung verlockend klingt. Man nimmt einfach jeden Tag eine Pille oder rührt sich ein paar Shakes zusammen und – schwupp – hat man den ganzen Tag lang keinen Hunger mehr, sondern ist satt und glücklich. Das funktioniert nur leider nicht.

Ich selbst habe schon sehr früh angefangen, Diätdrinks und verschiedene Pillen auszuprobieren. Einmal setzte ich 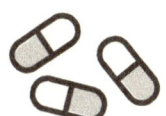 beispielsweise auf Pillen, die angeblich das in der Nahrung befindliche Fett binden sollten, so dass es gar nicht erst verdaut werden kann. Ein anderes Mal habe ich Kapseln ausprobiert, die meinen Appetit auf eine besonders abenteuerliche Art und Weise bremsen sollten: Die Kapseln enthielten nämlich eine Art Schwamm. Dieser wurde durch den Kontakt mit Flüssigkeit freigesetzt und quoll anschließend auf. Durch das zusätzliche Volumen sollte der Magen gedehnt werden und das Gefühl vermitteln, man wäre bereits voll und satt. Als ich las, wie die Kapseln funktionieren, fand ich das Prinzip vollkommen logisch. Dann habe ich auch einmal eine Kapsel ins Wasser gelegt und tatsächlich kam nach einer Weile eine Art Schwamm zum Vorschein. Wenn ich heute daran denke, dass ich wirklich kleine Schwämme gegessen habe, in der Hoffnung, dass sie mich satt machen, weiß ich nicht, ob ich lachen oder weinen soll. Anfangs schienen die Schwammkapseln tatsächlich zu wirken. Ich glaube allerdings, dass das nur ein Placeboeffekt war. Ich sagte mir: Du hast jetzt die Pille genommen, also kannst du gar keinen Hunger mehr haben. Für ein paar Tage funktionierte das auch, doch dann wurde das Hungergefühl zu groß. Ich aß wieder wie vorher und der Jo-Jo-Effekt schlug gnadenlos zu.

Bei den Drinks habe ich es einmal mit einem klassischen Abnehmdrink probiert sowie mit einer Variante, bei deren Einnahme mich mein Hausarzt medizinisch begleitete. In den Drinks steckte theoretisch alles, was der Körper braucht – nur eben mit einem kalorischen Defizit, das mir beim Abnehmen helfen sollte. Allerdings wurde eben ein Großteil der Mahlzeiten durch ein solches Getränk ersetzt. Zusätzlich konnte man sich kleine Gerichte zubereiten, aber in so kleinen Portionen, dass es mir nicht reichte. Mich haben daher beide Varianten maximal frustriert, da ich – entgegen dem Versprechen der Hersteller – trotzdem immer Hunger hatte und mich keineswegs satt fühlte.

Wie auch? Die Drinks und die empfohlenen Mahlzeiten enthielten zwar sämtliche Nährstoffe und schmeckten auch, aber sie hatten natürlich nicht ansatzweise das Volumen wie ein großer Gemüseberg. Während der Diät mit den Drinks war ich deshalb auch permanent schlecht gelaunt und wurde sogar regelrecht aggressiv. Zwar gab es sogar relativ schnell erste positive Abnehmergebnisse, aber ich fühlte mich trotzdem nicht wohl. Zusätzlich zu meiner schlechten Stimmung und dem permanenten Kampf gegen den Hunger hatte ich auch noch häufig mit Verstopfungen zu kämpfen. Auf diese Weise konnte ich unmöglich abnehmen. Heute finde ich, dass Diätpillen oder -drinks auch wieder nur ein Alibi, eine Ausrede sind und der eigentlich notwendigen Ernährungsumstellung im Weg stehen. Es gibt nichts, was die Pillen und Drinks besser können als ganz normales gesundes Essen. Außerdem verhindern Pillen und Drinks die Umstellung auf eine normale, ausgewogene Ernährung, die du spätestens dann brauchen würdest, wenn es gilt, dein Gewicht zu halten. Denn sonst schlägt der Jo-Jo-Effekt wieder gnadenlos zu.

Wie dreist die Geschäftemacher der Abnehmindustrie vorgehen, um Menschen ihre Zaubermittel zu verkaufen, musste ich auch schon am eigenen Leib erfahren. Einer versuchte beispielsweise, die Leute mit der Falschmeldung zu ködern, dass sein Diät-Mmittel für die enormen Abnehmerfolge bei *The Biggest Loser* verantwortlich sei. Der Hersteller verwendete dafür sogar einen Screenshot aus meinem Facebook-Profil. Frei nach dem Motto, ich hätte seine Wunderpille genommen und nur deswegen die Staffel gewinnen können. Das ist totaler Quatsch. Selbstverständlich habe ich versucht, mich gegen die Werbung mit meinem Bild zu wehren. Doch leider laufen solche Klagen – wie ich sie natürlich eingereicht habe – in solchen Fällen oft ins Leere, da es nicht möglich ist, die Hintermänner der dubiosen Onlineshops zu ermitteln. Also, Finger weg von Zaubermittelchen. Die haben noch nie funktioniert und werden es auch nie. Gäbe es eines, würde der Erfinder sich damit schon längst eine goldene Nase verdient haben.

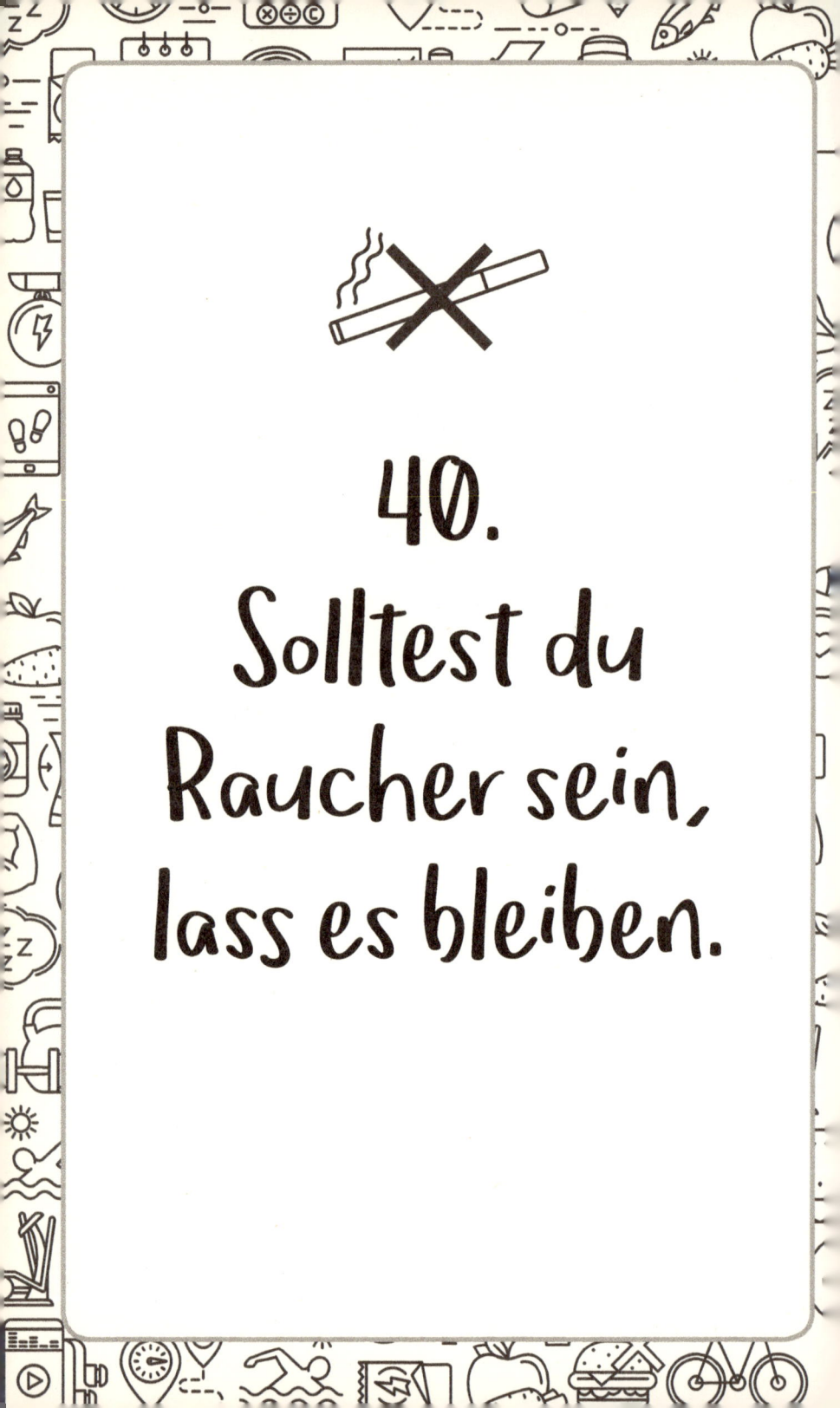

40.
Solltest du Raucher sein, lass es bleiben.

Im Camp wurde den Rauchern geraten, nicht aufzuhören, da sich der Stoffwechsel sonst komplett verlangsamt und es für die Raucher quasi ein Wettbewerbsnachteil wäre. Ich kann jedem, der stark übergewichtig ist und auch noch raucht, jedoch nur empfehlen, das Rauchen sein zu lassen. Ja, die Geschwindigkeit, mit der man abnimmt, wird sich dadurch womöglich verringern. Und der Kampf gegen den Appetit ist doppelt hart. Schließlich fehlt einem der Zucker UND das Nikotin. Auf lange Sicht profitiert man jedoch als Nichtraucher enorm. Und zwar in jeder Hinsicht. Der Kreislauf verbessert sich. Die Durchblutung wird auch verstärkt und fördert eine bessere Rückbildung der Haut. Die Leistungsfähigkeit beim Sport verbessert sich und, und, und … Ich selbst habe auch eine Zeit lang geraucht, aber ich habe es mir mit dem Ganz-oder-gar-nicht-Prinzip wieder abgewöhnt. Auch hier war das Wichtigste die Einsicht, dass mir das Rauchen eigentlich nicht guttut. Rauchen ist per se ungesund. Es hat keinerlei positive Wirkung auf deinen Organismus, sondern belastet ihn nur und zerstört ihn womöglich sogar. Ja, Nikotin entspannt oder kann dich wach machen. Aber der Preis, den du dafür bezahlst, ist zu hoch. Versuche das, was dir das Rauchen gibt, auf anderem Wege zu kompensieren. Meditiere, wenn du gestresst bist. Oder mache eine Minute lang Jumping Jacks, wenn du müde bist und neue Energie brauchst. Lass – genau wie beim Sport und bei deiner Ernährung – keine Entschuldigungen und Ausreden zu, die dich zum Rauchen verführen.

Dass du als frischgebackener Nichtraucher langsamer abnimmst, kann sich am Ende sogar als Vorteil herausstellen. Durch die langsamere Gewichtsabnahme greift der Jo-Jo-Effekt weniger stark und deine Haut bekommt so mehr Zeit, sich zurückzubilden.

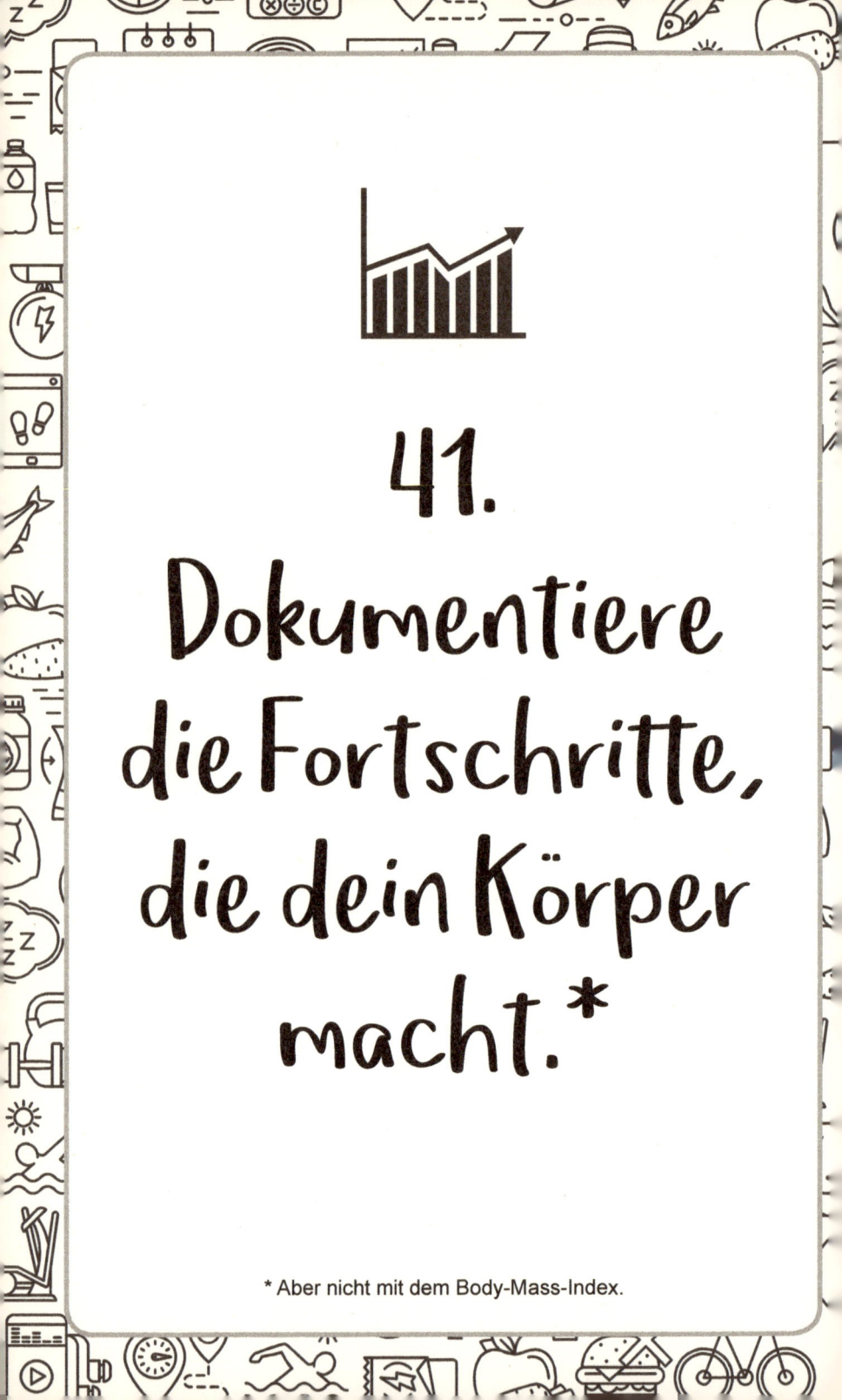

41.

Dokumentiere die Fortschritte, die dein Körper macht.*

* Aber nicht mit dem Body-Mass-Index.

Seit die Zahl übergewichtiger Menschen weltweit steigt, geistert eine Maßzahl durch Zeitungen, Zeitschriften und durch die Köpfe der Menschen: der Body-Mass-Index, kurz BMI. Ich glaube, dass jeder, der sich schon einmal mit seinem Körpergewicht beschäftigt hat, auch seinen BMI berechnet hat. Persönlich arbeite ich nicht mehr mit dieser Maßzahl und kann es auch niemandem empfehlen.

Der Body-Mass-Index versucht, mit Hilfe des Verhältnisses von Körpergewicht und Körpergröße einen Bereich für Untergewicht, Normalgewicht oder eben Übergewicht und Adipositas festzulegen. Mittlerweile hat sich herumgesprochen, dass der BMI jedoch nur bedingt aussagekräftig ist. Vor allem Sportler oder Bodybuilder, die ganz bestimmt nicht adipös sind, landen bei der Berechnung ihres Body-Mass-Index ganz schnell in der übergewichtigen Gruppe. Grund ist auch hier die Muskelmasse, die auch ohne Fett am Bauch für ordentlich Gewicht auf der Waage sorgt.

Wenn ich aktuell meinen Body-Mass-Index berechnen würde, landete ich ebenfalls an der Grenze zum Übergewicht. Das ist frustrierend. Selbst wenn mir mein Kopf sagt, dass das lediglich daran liegt, dass ich mittlerweile viel Sport und eben auch Kraftsport betreibe. Statt deinen BMI auszurechnen, solltest du deine Fortschritte beim Abnehmen lieber mit einer Körperfettwaage dokumentieren. Wichtig dabei ist jedoch, dass es sich um eine professionelle Körperfettwaage handelt, wie sie mittlerweile eigentlich in jedem Fitnessstudio zu finden ist. Die Körperfettwaagen, die es in allen Preisklassen für zu Hause zu kaufen gibt, sind leider meist sehr ungenau, da sie nicht den ganzen Körper vermessen können. Mit einer guten Körperfettwaage lässt sich der Anteil von Muskelmasse und Körperfett im Verhältnis zum Gesamtgewicht bestimmen. Persönlich habe ich gemerkt, dass mir diese Zahlen – in meinem Fitnessstudio spuckt die Waage einen kleinen Zettel aus, der aussieht wie ein Kassenbon – durchaus weiterhelfen. Zum einen zeigen mir Verbesserungen, dass sich die ganze Mühe im Studio und in der Küche tatsächlich lohnt. Zum anderen sagen mir die Zahlen aber auch klipp und klar, woran ich noch zu arbeiten habe. Die Zahlen einer professionellen Waage lassen sich weder schönreden noch wegdiskutieren. Eine Waage ist nicht nett oder böse zu mir. Sie nimmt keine falsche Rücksicht auf mich. Auf dem »Kassenbon« meiner Studiowaage steht neben den drei gemessenen Werten (Körperfett, Muskelmasse und Wasseranteil) auch noch eine kurze Einschätzung, was der gemessene Wert bedeutet: »Na ja«, »Okay« und »Top«. Na ja« bedeutete für mich: Gar nicht gut. »Okay« hieß: Ich bin auf dem richtigen Weg, muss aber noch mehr Gas geben. Und »Top« bedeutet für mich: Weiter so. Genau so weitermachen!

Wenn du keine Möglichkeit hast, eine professionelle Körperfettwaage zu nutzen, kann dir stattdessen auch ein einfaches Maßband weiterhelfen. Damit kannst du den Umfang an wichtigen Körperstellen messen: zum Beispiel an Hüfte und Taille, an den Oberschenkeln oder den Armen. Notiere dir die Zahlen. Für mich waren diese Zahlen meist noch motivierender als die Angaben auf meinen »Kassenbon«. Drei Prozent Muskelmasse waren zwar eine schöne Information. Aber eine fünf Zentimeter schlankere Taille dokumentierte für mich die körperliche Veränderung noch sehr viel besser und anschaulicher als der bloße Muskelanteil in meinem Körper. Wie schon an anderer Stelle gesagt: Wann immer ich ein Thema oder Problem visualisieren kann, mache ich das auch, da ich es so am besten verinnerlichen kann. Versuche auch du, deine körperliche Veränderung festzuhalten, damit du dir immer wieder vor Augen führen kannst, was du bereits geschafft hast.

Der Blick zurück hat mir in so mancher Woche, in der es nicht voranging, sehr geholfen. Es kommt vor, dass man beim Abnehmen manchmal auf der Stelle tritt. Schaut man dann auch noch mit einem besonders kritischen Blick in den Spiegel und sieht dort nur eine Problemzone neben der anderen, macht sich schnell Frust breit. Um den zu bekämpfen, half mir oft der Blick zurück, auf meine »alten« Zahlen. Sie zeigten mir, wie weit der Weg war, den ich bereits gegangen war. Selbst wenn ich noch immer nicht mit dem Ergebnis im Spiegel zufrieden war, konnte ich anhand dieser Zahlen sehen, dass ich bereits etwas erreicht hatte.

> ## »Wenn du aufgeben willst, denk daran, warum du angefangen hast.«

(aus meinem persönlichen Motivationstagebuch
im *The Biggest Loser*-Camp)

♥

42.
Überprüfe, wie gut du deinen Plan umgesetzt hast!

Zu einem guten Abnehmplan gehört unbedingt eine Erfolgskontrolle. Diese sollte nicht nur auf der Waage stattfinden, da du nicht immer in gleich großen Kilosprüngen abnehmen wirst. Stattdessen solltest du mittels einer Checkliste Woche für Woche feststellen, wie gut du in der Woche deinen Plan umgesetzt hast. Teil dieses Checks sollten die wichtigsten Regeln deines Abnehmplans sein. Zum Beispiel:

Hast du dein Kaloriendefizit jeden Tag erreicht?
Ja ❏   Nein ❏
Das werde ich in der kommenden Woche verbessern:

_____

Hast du in dieser Woche viermal Sport gemacht?
Ja ❏   Nein ❏
In der kommenden Woche werde ich an den folgenden Tagen Sport machen:

_____

Hast du jeden Tag genügend Wasser getrunken?
Ja ❏   Nein ❏
Um mehr Wasser zu trinken, werde ich in der kommenden Woche:

_____

Hast du in dieser Woche genügend geschlafen?
Ja ❏   Nein ❏
In der kommenden Woche werde ich zu den folgenden Zeiten ins Bett gehen: _____

Hast du die Snacks zwischendurch weggelassen?

Ja ❑   Nein ❑

Das werde ich in der kommenden Woche verbessern:

_____

Hast du auf industriell gefertigte Lebensmittel verzichtet?

Ja ❑   Nein ❑

Das werde ich in der kommenden Woche verbessern:

_____

Hast du dir jeden Tag Zeit für dein Essen genommen?

Ja ❑   Nein ❑

Das werde ich in der kommenden Woche verbessern:

_____

Hast du in dieser Woche eine neue Gemüsesorte ausprobiert?

Ja ❑   Nein ❑

Folgende Gemüsesorten werde ich in der kommenden Woche probieren: _____

Hast du in dieser Woche etwas Neues über gesunde Ernährung gelernt?

Ja ❑   Nein ❑

Über folgende Themen möchte ich in der kommenden Woche etwas lernen: _____

Solltest du am Ende einer Woche zu oft »Nein« ankreuzen, forsche nach den Ursachen, warum du in dieser Woche nicht so bei der Sache warst, und überlege dir, was du in der kommenden Woche besser machen musst und willst. Noch mal: Schaffst du es selbst nicht, den Schalter umzulegen, hole dir Hilfe und Unterstützung von deinen Freunden, deiner Familie oder von professionellen Trainern oder Ernährungsberatern. Am besten wäre es sogar, wenn ein guter Freund oder eine gute Freundin verantwortlich für die Erfolgskontrolle ist: Trefft euch einfach einmal in der Woche zu einem Spaziergang und geht dabei deinen Abnehmplan Punkt für Punkt durch. Nicht einfach so, sondern macht wirklich ein Häkchen hinter jedem Punkt, der zu deinem Plan gehört. Glaube mir, dich regemäßig vor einem guten Freund oder einer Freundin verantworten zu müssen wird dir unter der Woche garantiert Beine machen. Zusammen könnt ihr auch leichter über Lösungen nachdenken, wenn es dir einfach nicht gelingen will, bestimmte Teile deines Abnehmplans umzusetzen. Sollte dir kein Freund oder keine Freundin zur Seite stehen, mache den Check trotzdem.

Gib auf keinen Fall auf, nur weil du mal in einem Tief steckst und eine schlechte Woche hattest. Das ist menschlich und normal. Lass dir von anderen so lange in den Hintern treten, bis deine eigene Motivation wieder stark genug ist, um deinen Abnehmplan auch wirklich durchzuziehen.

> **»Du bist erst dann gescheitert, wenn du aufhörst, es zu versuchen.«**

(aus meinem persönlichen Motivationstagebuch
im *The Biggest Loser*-Camp)

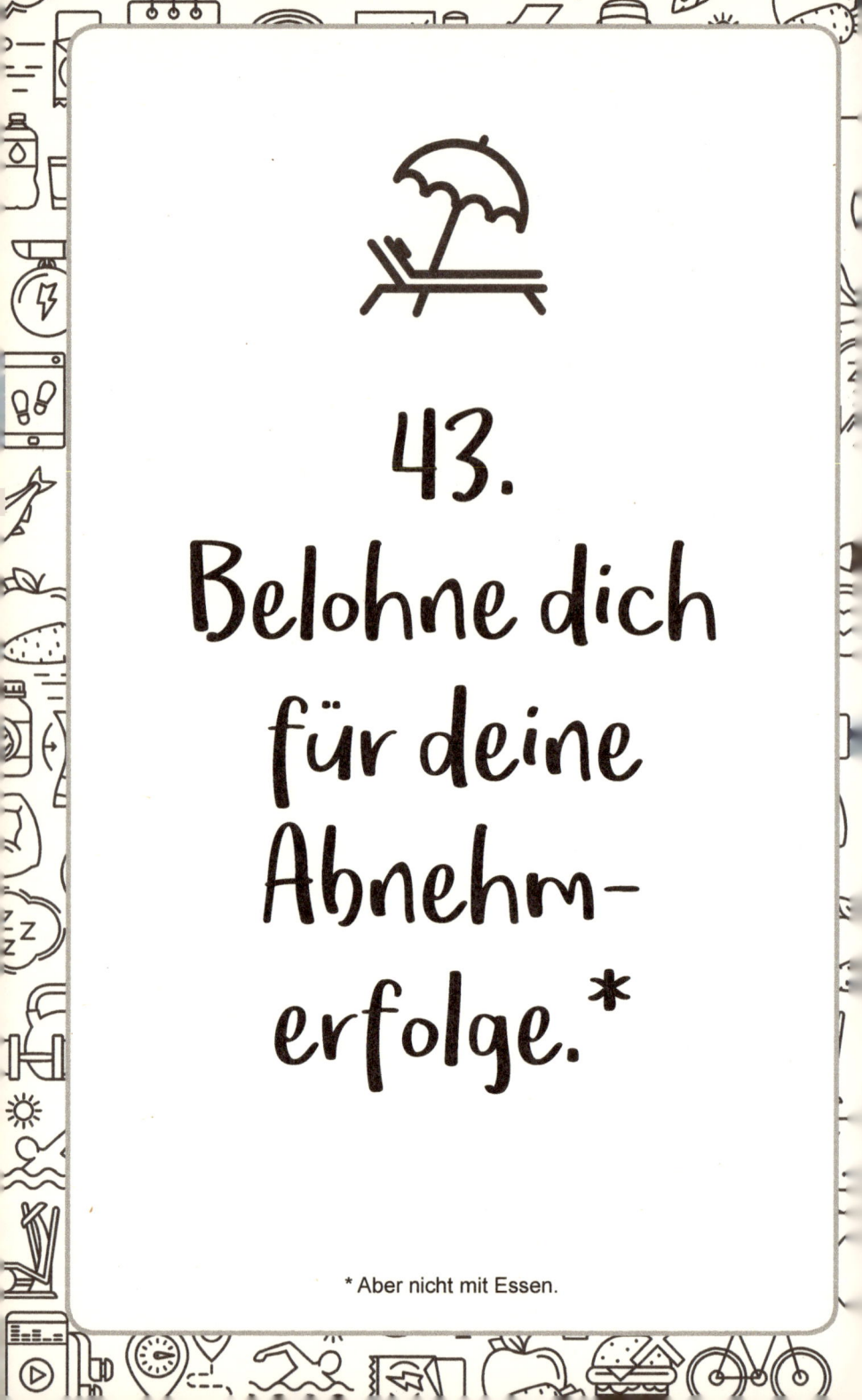

43.
Belohne dich für deine Abnehm-erfolge.*

* Aber nicht mit Essen.

Wer hart arbeitet, darf auch hart feiern. Das gilt auch für dich. Allerdings ist mit Feiern keine »All you can eat«-Orgie gemeint oder ein Daueralkoholrausch, sondern eine Belohnung, die dich glücklich macht. Bei mir waren es neue Klamotten. Endlich konnte ich die alten Schlabbershirts loswerden und mir wieder Kleider und Blusen kaufen, die attraktiv und auch sexy waren. Endlich gefiel ich mir selbst wieder.

Dabei hat es richtig lange gedauert, bis ich die Veränderung meines Körpers aufgearbeitet hatte. Im Spiegel der Tür des Einkaufszentrums habe ich wochenlang nicht glauben können, dass dieser schlanke Mensch in der Scheibe wirklich ich selbst bin. Ich dachte manchmal wirklich, da würde noch eine andere Frau stehen, die ich übersehen hatte. Anfangs habe ich auch aus Gewohnheit immer zu Klamotten in größeren Größen gegriffen. Ich hatte schließlich nie Größe S getragen.

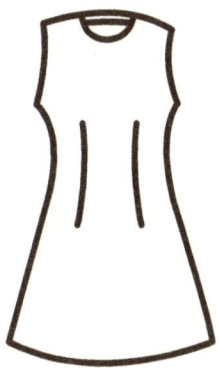

Ich bin sicher, dass auch du eine Belohnung findest, die dich glücklich macht. Überlege dir – vielleicht für jeden 5- oder 10-Kilo-Schritt – was du dir gönnen möchtest. Das kann alles Mögliche sein: ein Konzertbesuch, ein besonderer Ausflug, eine Massage oder eben neue Klamotten … Nur Essen oder Trinken sollten es nicht sein. Essen ist keine Belohnung.

Eine gute Idee ist auch ein Belohnungstag in der Woche: ein Ich-Tag. Das ist ein Tag, an dem du nur für dich da bist. An diesem Tag hast du trainingsfrei und denkst weder an Hanteln und Gewichte noch an deine nächste Sporteinheit. Du lässt tatsächlich fünfe gerade sein. Ja, du bist vielleicht Mutter und Ehefrau oder Vater und Ehemann, aber du bist eben auch du selbst. An deinem Ich-Tag gehört dein Tagesablauf ganz dir.

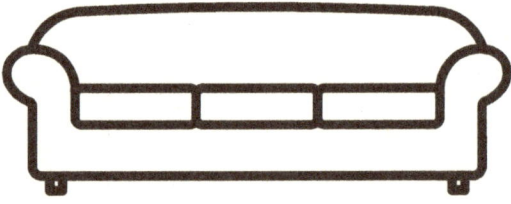

Schöne Dinge, mit denen du dich für Erfolge belohnen kannst

- Zu einem Vortrag gehen. Das kann ein Motivationsvortrag sein oder ein Kochkurs. Oder Seminare und Fortbildungen, die dich interessieren.
- Ein neues Kleidungsstück shoppen und tragen.
- Ins Konzert oder Musical gehen. Oder in die Oper, ins Ballett oder Theater.
- Ins Kino gehen.
- Einen Tagesausflug oder einen Städtetrip planen. (Und dann natürlich auch machen!)
- Einen Vergnügungspark besuchen.
- Dir eine Massage gönnen.
- Kosmetische Behandlungen oder dich professionell stylen lassen (neues Make-up, neue Frisur).
- Dir einen schönen Blumenstrauß holen.
- Eine Wellness- und Saunaoase besuchen.
- Dich auf einen oder zwei Kaffee in die Fußgängerzone setzen und einfach die Menschen beobachten.

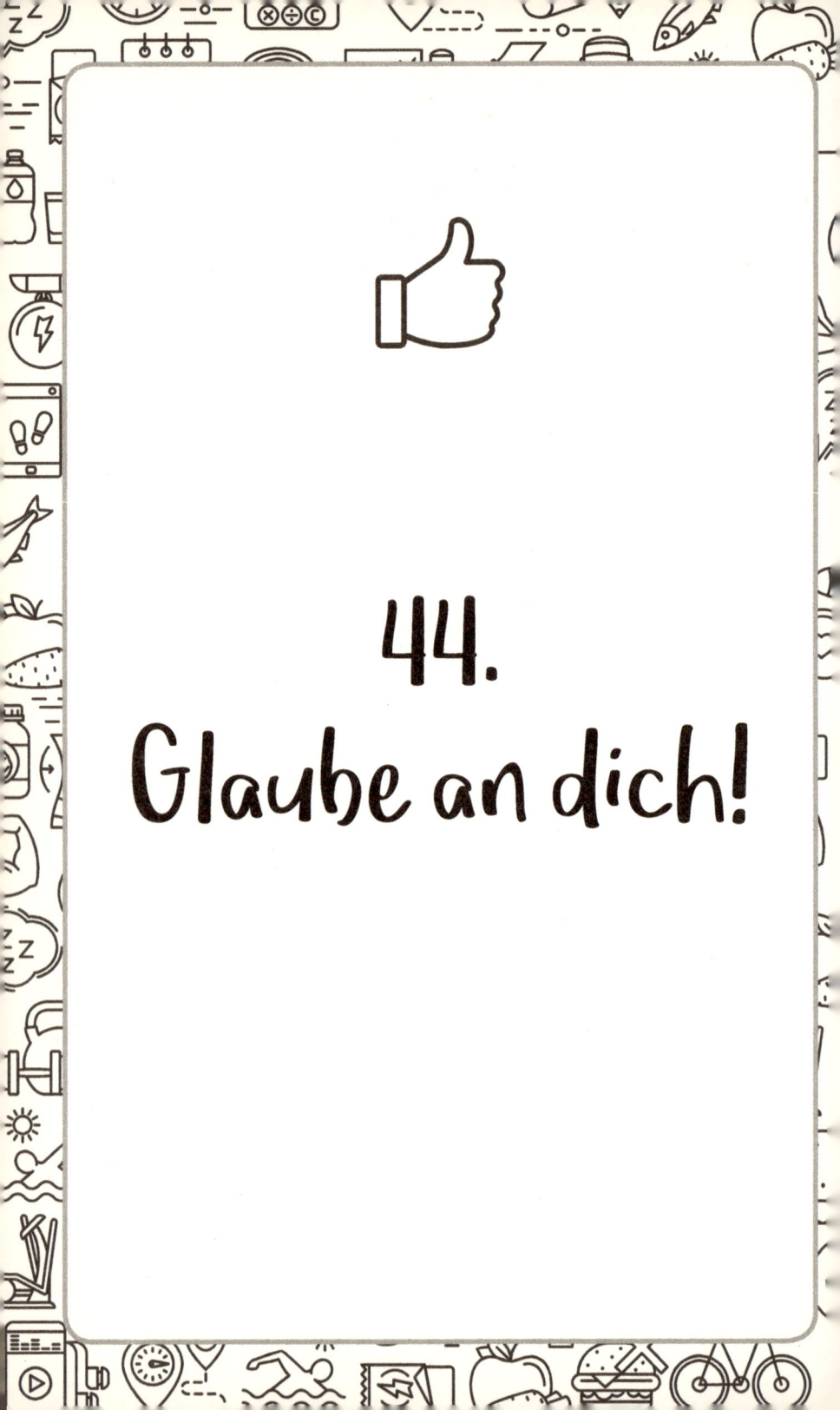

44.
Glaube an dich!

Ich glaube wirklich, dass das *Mindset*, die Einstellung, der häufigste Grund ist, warum es am Ende mit dem Abnehmen doch nicht klappt. Nicht nur das Abnehmen, sondern alles, was wir anpacken, beginnt im Kopf. Wenn das, was wir wollen, im Kopf nicht sortiert und klar geregelt ist, wenn der Kopf nicht die richtige Richtung vorgibt, entsteht in unserem Leben über kurz oder lang Chaos. Es heißt zwar immer: »Der Geist ist willig, aber das Fleisch ist schwach.« Richtiger müsste es aber eigentlich heißen: »Das Fleisch ist schwach, weil der Geist nicht willig ist.«

Um ein so hochgestecktes Ziel wie das Abnehmen zu erreichen, ist der Glaube an sich selbst und die eigenen Fähigkeiten nötig. Um abzunehmen, muss man an die Schmerzgrenze gehen, sich aus seiner Komfortzone herausbewegen und seine Gewohnheiten ändern. Wenn man sich angesichts dieser Herausforderung schon gedanklich negativ aufstellt (»Das schaff ich eh nicht.« – »Dafür fehlt mir die Geduld.« – »Dafür habe ich nicht die nötige Ausdauer.«), wird man sein Ziel nie erreichen.

Wer glaubt, dass er es nicht schafft, ist von vornherein zum Scheitern verurteilt. In der Psychologie wird dieses Phänomen die *selbsterfüllende Prophezeiung* genannt. In unzähligen Studien hat man mittlerweile festgestellt, dass unsere Erwartungen die Art beeinflussen, wie wir unsere Umwelt wahrnehmen und auf unsere Umwelt reagieren. Mit anderen Worten: Unsere Gedanken werden Taten und Taten haben Folgen. Wer von einem anderen Menschen denkt, dass dieser unsympathisch ist, wird sich ihm gegenüber beispielsweise reserviert verhalten. Wer denkt, dass eine Aufgabe zu schwierig für ihn ist, wird beim Bewältigen der Aufgabe vor allem die Schwierigkeiten und nicht die Lösungen sehen.

Angst ist ein natürlicher Begleiter in unserem Leben. Es ist normal, dass wir ängstlich sind. Doch es gibt keinen Grund, sich der Angst nicht zu stellen und sich selbst zu sagen: Ich schaffe das trotzdem. Mir hat es immer geholfen, die Herausforderungen vorher im Kopf durchzugehen und mich mental darauf einzustellen. Ich wusste immer ganz genau, dass auch das nächste Training wieder eine ziemliche Quälerei sein wird. Ich habe mir aber auch stets gesagt, dass ich diese Quälerei – so gut es geht – hinter mich bringen werde. Und dass es mir danach bessergehen wird. Und genau so ist es dann auch geschehen. Erst geht es durch die Hölle, dann ins Paradies.

In den letzten Wochen vor dem *The Biggest Loser*-Finale habe ich zum Beispiel körperlich und mental besonders stark abgebaut. Ich konnte und wollte nicht mehr. Dass ich trotzdem durchgehalten habe, verdanke ich auch der Leiterin des Fitnessstudios, in dem ich trainiert habe. Sie gab mir damals einen außergewöhnlichen Tipp. Sie sagte zu mir, ich solle mich ab sofort jeden Morgen eine Minute lang vor den Spiegel stellen, mich anlächeln und laut zu mir selbst sagen: »Ich schaffe das!« Nicht nur einmal und kurz, sondern wirklich eine Minute lang … Und dann solle ich sehen, was mit mir passiert.

Als ich dann am nächsten Morgen zu Hause das erste Mal so vor dem Spiegel stand, kam ich mir anfangs dämlich und albern vor. Doch je länger ich weitermachte, mich anlächelte und motivierte, desto fröhlicher wurde ich. Ich fühlte mich mit mir selbst plötzlich wohl und dachte bei mir: »Das wird heute ein schöner Tag.« Außerdem dachte ich an zwei, drei kleine Dinge, auf die ich mich bereits freute: Das könnte eine Verabredung mit einer Freundin sein oder das Entspannen in der Sauna nach dem Sport. Und selbst wenn der Tag dann doch nicht so schön wurde, wie ich gehofft hatte, half mir die positive Energie, die ich vor dem Spiegel getankt hatte, die schwierigen Momente besser zu überstehen. Ich halte heute auch noch vor dem Spiegel inne. Nicht immer eine Minute. Aber dieser kurze, fröhliche Moment der Besinnung gibt mir eine positive Kraft, die mir guttut. Mittlerweile gebe ich diesen Trick auch den Teilnehmern in meinen Workshops mit auf den Weg. Es ist wichtig, dass wir uns hin und wieder selbst positiv aufladen und achtsam mit uns selbst umgehen. Bereits ein kleines Lächeln vor dem Spiegel kann dir dabei helfen.

Wenn ich von einer negativen Einstellung spreche, dann weiß ich übrigens ganz genau, wovon ich rede. Ich selbst habe bis zum Halbfinale von *The Biggest Loser* nicht daran geglaubt, dass ich den Wettbewerb gewinnen kann. Ich war es gewohnt, selbst im Hintergrund zu bleiben und mich kleinzuhalten. Ich dachte immer, dass andere Kandidaten besser und stärker seien als ich. Erst als ich im Halbfinale gesehen habe, dass ich mit gut 10 Prozent Vorsprung in Richtung Finale marschierte, war plötzlich mein Kampfgeist geweckt. Das neue Selbstbewusstsein, das ich in dieser Zeit entwickelt habe, möchte ich mittlerweile nicht mehr missen, da es mir immer wieder dabei hilft, neue spannende Dinge anzupacken. Ich mag zum Beispiel Hindernisparcours und finde es extrem beeindruckend, wie sehr man seinen Körper im Griff haben kann, wenn man sich dort durch die verschiedenen Hindernisse hangelt. An solche Herausforderungen taste ich mich gerade heran. Mein Körpergewicht kann ich schon halten und mich mit den Armen von Stange zu Stange hangeln. Neulich bin ich sogar zum ersten Mal an einem Seil hochgeklettert. Früher dachte ich: Das werde ich nie schaffen. Heute kann ich es. Ich kann mich auch noch sehr gut erinnern, wie ich mit meinen 100 Kilogramm an einer öffentlichen

Outdoor-Trampolinanlage stand und wahnsinnig gern auch gesprungen wäre. Damals traute ich mich natürlich nicht. Ich hatte Angst, mich zum allgemeinen Gespött zu machen. Oder dass das Trampolin unter meinem Gewicht kaputtgeht. Und heute? Hüpfe ich in meinen Jumping-Kursen eine Stunde lang und genieße es einfach nur.

»Dein Körper kann alles schaffen, es ist dein Geist, den du überzeugen musst.«

(aus meinem persönlichen Motivationstagebuch
im *The Biggest Loser*-Camp)

In der TV-Sendung wurde aus dramaturgischen Gründen natürlich auch immer der Kampf Frauen gegen Männer zum Thema gemacht. Unter anderem auch, weil noch nie zuvor eine Frau bei der deutschen Ausgabe von *The Biggest Loser* hatte gewinnen können. Anfangs wollte ich es vor allem mir selbst beweisen, dass ich das mit dem Abnehmen packe. Je länger ich jedoch dabei war, desto mehr hat mich auch der Wettstreit mit den Männern motiviert. Vor allem Lukas, der von Anfang an klar gesagt hat, dass er die Staffel gewinnen will, war ein Ansporn für mich. Noch heute bin ich unheimlich stolz darauf, dass Anastasia und ich die Einzigen waren, die auf dem Weg ins Halbfinale die letzte Challenge überhaupt geschafft haben. Nur wir beide kamen ins Ziel. Bei dieser Challenge mussten wir mit unserem Ausgangsgewicht von vor acht Wochen auf einem Parcours starten – natürlich immer schön bergauf und bergab – und dabei acht verschiedene Hindernisse überwinden. Zwar verloren wir an jedem Hindernis etwas von unserem Zusatzgewicht, aber zum Schluss wartete noch eine Strickleiter an einer zehn Meter hohen Burgmauer auf uns, die wir hochklettern mussten. Okay, Lukas durfte bei der Challenge wegen eines Infektes nicht mitmachen. Womöglich hätte er es auch geschafft. Aber dennoch war mir spätestens nach dieser letzten Challenge klar: Frauen können genauso viel leisten wie Männer. Es gibt keinen Grund, sich als Frau zu verstecken oder kleinzumachen.

Noch immer kommt es mir ein bisschen komisch vor, wenn andere in mir ein Vorbild oder etwas Besonderes sehen. Ja, ich habe es geschafft, als erste Frau bei *The Biggest Loser* zu gewinnen. Ja, ich habe mein Gewicht in fünf Monaten um mehr als die Hälfte reduziert. Wenn ich das geschafft habe, kann es jeder andere auch. Ich bin ein ganz normaler Mensch. Das einzige Besondere, was ich getan habe, war, auf professionelle Hilfe von außen zu vertrauen und die richtigen Entscheidungen zu treffen. Ich habe einfach angefangen, darauf zu achten, was mir und meinem Körper gut-tut – und was nicht. Denk immer daran: Führ keine Diskussionen mit dir selbst. Schon gar nicht darüber, dass du es sowieso nicht schaffen wirst.

Du kannst es schaffen. In meinen Tipps und Regeln stecken genügend Ansätze für dich, einen eigenen Abnehmplan zu entwickeln. Ich habe ganz bewusst darauf verzichtet, dir meinen Plan einfach überzustül-pen. Du musst selbst aktiv werden, dir deinen Sport und deine neue Ernährung erarbeiten, etwas Neues ausprobieren und sehen, was für dich funktioniert. Wenn du das machst und durchziehst, wirst du so viel abnehmen, wie du willst.

Es ist deine Entscheidung.

❤

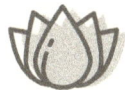

Mein neuer Körper, mein neues Leben – was Sport und gesunde Ernährung mir gebracht haben

- Ich bin wieder normalgewichtig.

- Ich kann ohne Probleme 10 Kilometer am Stück joggen, ohne danach ins Sauerstoffzelt zu müssen.

- Ich muss keine Blutdrucksenker mehr nehmen.

- Ich fühle mich abends nicht mehr so schnell müde.

- Ich fühle mich schön.

- Ich kann meine Klamotten wieder in ganz normalen Geschäften kaufen.

- Ich habe einen vollkommen neuen Geschmackssinn entwickelt.

- Ich habe nicht mehr so viel Heißhunger auf Pizza, Chips oder Süßes.

- Ich bekomme regelmäßig Komplimente.

- Ich bin fröhlicher und ausgeglichener.

- Ich gehe ungezwungener auf Leute zu.

- Ich bin selbstbewusster und traue mir selbst viel mehr zu.

- Ich treffe mich wieder gern mit meinen Freunden draußen.

- Ich bin in meiner Freizeit viel aktiver.

- Ich genieße es, in den Spiegel zu schauen und mir zu sagen: »Hey, das hast du geschafft.«

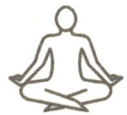

Mein neues Ich

Obwohl ich mein neues, aktives Leben sehr genieße, gibt es Tage, an denen mich dennoch Zweifel plagen und an denen mich die Angst überkommt, dass ich eines Tages doch wieder so dick sein könnte wie in der Zeit, bevor ich mein Leben komplett geändert habe. Ich bin schließlich schon einmal so übergewichtig geworden. Warum sollte mir das nicht wieder passieren?

Früher hatte es schon ausgereicht, dass ich mal für zwei Wochen krank war. Kaum lag ich flach, machte ich meinen Sport nicht mehr. War ich wieder gesund, kam ein Sommerfest dazwischen oder ein Geburtstag, wo ich mich nicht zurückhalten wollte, und schon war ich komplett aus meinem Diätrhythmus raus und fand den Anschluss nicht mehr. Was, wenn mir genau das wieder passiert?

Ich kann mich auch nicht ganz von den Idealen der Außenwelt freimachen und fange manchmal beim Blick in den Spiegel an, ziemlich kritisch zu sein. Schließlich trage ich noch immer keine Konfektionsgröße 36 und hier und da könnte das alles schon noch ein bisschen straffer sein.

Wenn ich einen solchen Tag habe, dann atme ich erst einmal drei-, viermal durch und sage zu mir: »Hey Alex, vor nicht allzu langer Zeit sahst du aus wie ein ziemlich aufgeblasener Luftballon. Und selbst wenn deine Figur noch immer nicht tipptopp definiert ist, kannst du mittlerweile ziemliche viele Dinge, die du früher nicht konntest.« Wie zum Beispiel eine Stunde lang am Stück joggen. Ja, dieses neue Leben ist nicht nur schön, sondern oft auch anstrengend und hart. Es fordert einem sehr viel Struktur ab. Doch die Lebensqualität, die man gewinnt, überwiegt die Anstrengung bei weitem.

Es ist wichtig, dass man sich immer mal wieder die Zeit nimmt zu reflektieren, was man alles schon erreicht hat. Die Erinnerung an Erfolge bedeutet ja nicht automatisch, dass man sich auf ihnen ausruhen und sich keine neuen Ziele mehr stecken will. Nachdem mir klar wurde, dass ich meine neuen Gewohnheiten für immer in mein Leben integrieren will und muss, um nie, nie, nie mehr so dick zu werden wie früher, traf ich eine einschneidende Entscheidung: Ich begann, in meinem eigentlichen Beruf als Erzieherin nur noch halbtags zu arbeiten. In der freien Zeit ließ ich mich zur Trainerin ausbilden. Mittlerweile gebe ich selbst Kurse und veranstalte Workshops, ich bilde mich als Ernährungsberaterin weiter und habe auf diese Weise die Themen Fitness und Ernährung zu einem täglichen Bestandteil meines Lebens gemacht. Für mich gibt es keine Ausreden mehr. Die Teilnehmer meiner Kurse wollen ihren Sport. Und sie wollen 100 Prozent von mir. Und die gebe ich ihnen.

Es ist schön zu erleben, dass ich, seit ich mein Lachen wiedergefunden habe, andere Menschen mit genau diesem Lachen motivieren und anfeuern kann, an ihre Grenze zu gehen. Ich bin zwar vom Wesen her noch immer dieselbe schüchterne Maus aus Wiesbaden wie vorher, aber ich traue mir mittlerweile viel öfter zu, neue, unbekannte Dinge anzupacken und selbst zu gestalten. ich fühle mich freier als früher. Nicht nur körperlich, sondern auch im Kopf. Es ist ein schönes Gefühl, das mir immer wieder bewusst werden lässt, dass sich der ganze Aufwand, der Schweiß und die Tränen absolut gelohnt haben.

Und was bleibt, ist der Stolz auf das Erreichte.

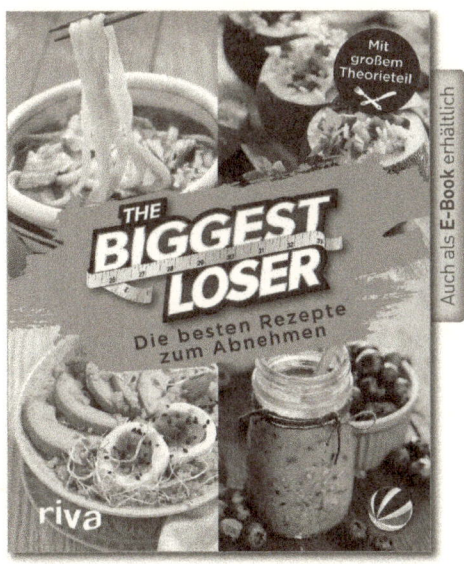

160 Seiten
17,99 € (D) | 18,50 € (A)
ISBN 978-3-7423-0194-9

The Biggest Loser

Die besten Rezepte zum Abnehmen

Im beliebten TV-Abnehmformat »The Biggest Loser« konkurrieren übergewichtige Kandidaten um den größten Gewichtsverlust. Sie wollen es den Kandidaten gleichtun? Dieses Buch bietet Ihnen einen ausführlichen Ernährungsplan mit 60 Rezepten für Frühstück, Mittagessen, Abendessen und Snacks, die Ihnen beim Abnehmen helfen, aber trotzdem satt machen. Morgens gibt es beispielsweise Hüttenkäse-Pfannküchlein, mittags Hühnchen-Involtini mit Brokkoli und abends Räuchertofu im Sesammantel. Außerdem erhalten Sie spannende Informationen zur gesunden Ernährung, viele Motivationstipps und Hilfestellung beim Einstieg in regelmäßige Bewegung und Sport, damit Sie erfolgreich Gewicht verlieren.

riva

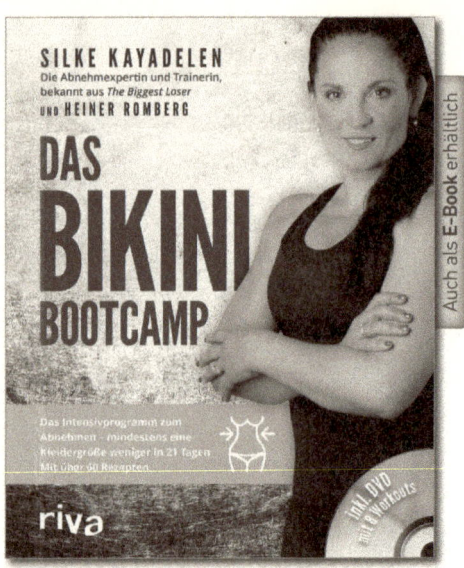

224 Seiten
22,00 € (D) | 22,70 € (A)
ISBN 978-3-86883-760-5

Silke Kayadelen,
Dr. Heiner Romberg

Das Bikini-Bootcamp

Das Intensivprogramm
zum Abnehmen –
mindestens eine
Kleidergröße
weniger in 21 Tagen

Sie möchten gerne Ihre Kleidung eine Nummer kleiner tragen und sind bereit, sich drei Wochen lang ganz diesem Ziel zu verschreiben? Dann ist das Bikini-Bootcamp genau das Richtige für Sie. Nur 21 Tage trennen Sie von Ihrer Wunschgröße und auch wenn Sie sich in dieser Zeit an ein striktes Trainings- und Ernährungsprogramm halten müssen, sind Spaß und Genuss nicht passé!

Silke Kayadelen, die als Abnehmcoach an fünf Staffeln des TV-Erfolgsformats *The Biggest Loser* teilnahm, und der Mediziner Heiner Romberg beweisen mit diesem Buch, dass man mit der richtigen Anleitung ganz leicht und schnell in Form kommen kann. Wer sich an die Vorgaben des Bikini-Bootcamps hält, wird maximalen Gewichtsverlust und eine deutlich verbesserte Körperzusammensetzung erzielen. Die leckeren Mahlzeiten werden genau vorgegeben und es wird jeden Tag trainiert, wobei stets eine Auswahl an Übungen aus dem bebilderten Kraftworkout und einige der 10-Minuten-Workouts auf der beigelegten DVD zum Zug kommen. Einmal pro Woche gibt es eine sportliche Challenge und einen Wiegetag – beides hilft Ihnen, Ihren Fortschritt zu überprüfen. Geben Sie drei Wochen lang Vollgas und Sie werden dafür mit tollen Resultaten belohnt!

riva

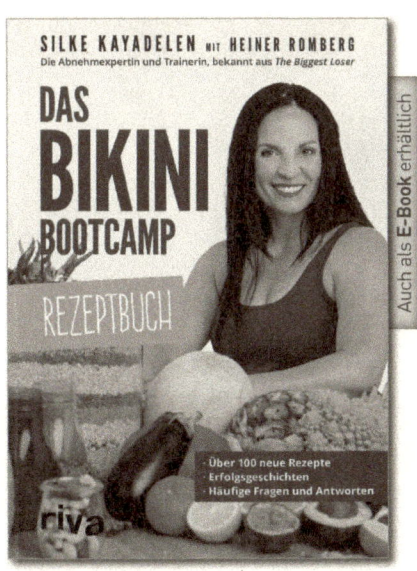

192 Seiten
17,99 (D), 18,50 (A)
ISBN 978-3-7423-0108-6

Silke Kayadelen,
Dr. Heiner Romberg

Das Bikini-Bootcamp – Rezeptbuch

Über 100 neue Rezepte –
Erfolgsgeschichten –
häufige Fragen und
Antworten

Mit ihrem Buch Das Bikini-Bootcamp haben die aus der TV-Abnehmshow *The* Biggest Loser bekannte Ernährungs- und Fitnesstrainerin Silke Kayadelen und der Allgemeinarzt Dr. Heiner Romberg einen Bestseller gelandet. Tausende Teilnehmerinnen haben in dem halben Jahr seit Erscheinen des Buches mit dem 21-Tage-Intensivprogramm erfolgreich abgenommen. Über 10.000 von ihnen tauschen sich aktiv in der dazugehörigen Facebook-Community aus, posten ihre Vorher-nachher-Bilder und dokumentieren damit die Wirksamkeit des Programms.
Dieses begleitende Buch enthält über 100 völlig neue Rezepte zum Bikini-Bootcamp (BBC), alle farbig bebildert, darunter Himbeeren-Oatmeal, gefüllte Auberginen mit Hackfleisch, fixe Zucchinispaghetti aglio e olio und Spinatsalat mit Pfirsichen und Schafskäse. Außerdem beantwortet es die wichtigsten Fragen der Teilnehmer und bietet viele beeindruckende Erfolgsgeschichten von BBClern, die mit dem Programm abgenommen haben und wieder in Form gekommen sind.

riva

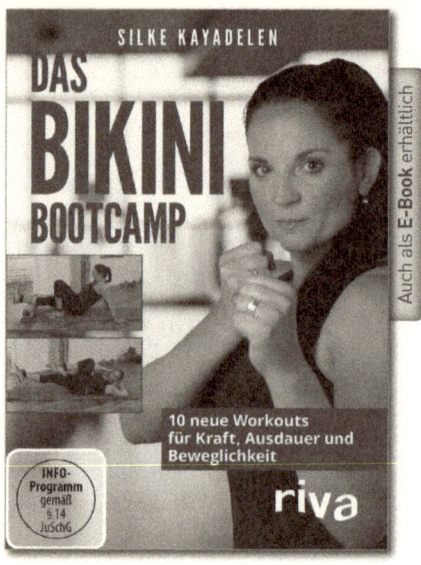

SILKE KAYADELEN

DAS BIKINI BOOTCAMP

10 neue Workouts
für Kraft, Ausdauer und
Beweglichkeit

Auch als E-Book erhältlich

INFO-
Programm
gemäß
§ 14
JuSchG

riva

DVD
19,99 (D), 19,99 (A)
ISBN 978-3-7423-0407-0

Silke Kayadelen

Das Bikini-Bootcamp

10 neue Workouts
für Kraft, Ausdauer
und Beweglichkeit

Das Bikini-Bootcamp hat sich zu einer wahren Fitnesssensation entwickelt. Mit ihrem 21-Tage-Intensivprogramm haben die Ernährungs- und Fitnesstrainerin Silke Kayadelen, bekannt aus der TV-Abnehmshow *The Biggest Loser*, und der Allgemeinarzt Dr. Heiner Romberg Tausenden Teilnehmerinnen einen völlig veränderten Körper und ein ganz neues Lebensgefühl verliehen. Auf www.das-bikini-bootcamp.de und in der großen Facebook-Gruppe zum Bikini-Bootcamp finden sich viele beeindruckende Erfolgsgeschichten von BBClern, die mit dem Programm zum Teil viel mehr als die eine versprochene Kleidergröße abgenommen haben. Jene, die schon länger mit dabei sind, erhalten mit dieser DVD endlich neue Trainingsideen. Die 10 Workouts lassen sich optimal in das Bikini-Bootcamp integrieren – können aber auch völlig unabhängig vom Bikini-Bootcamp oder einem anderen Abnehmprogramm fürs Training zu Hause und unterwegs genutzt werden. Die beliebte Silke Kayadelen führt selbst durch alle Workouts, die schwerpunktmäßig Kraft, Ausdauer oder Beweglichkeit trainieren und maximal 15 Minuten dauern.

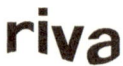

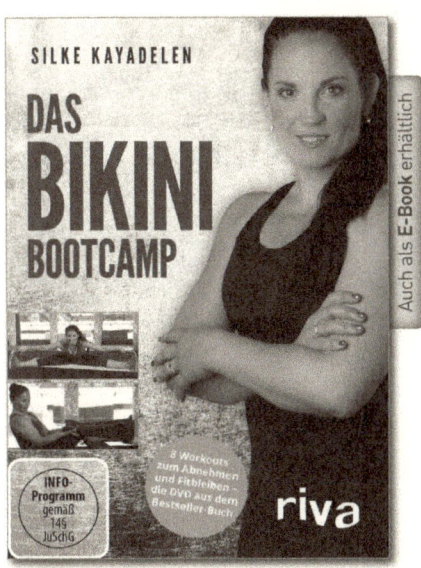

DVD
19,99 (D), 19,99 (A)
ISBN 978-3-7423-0422-3

Silke Kayadelen
Das Bikini-Bootcamp
8 Workouts zum Abnehmen
und Fitbleiben – die DVD
aus dem Bestseller-Buch

Mit ihrem 21-Tage-Intensivprogramm *Das Bikini-Bootcamp* haben die Ernährungs- und Fitnesstrainerin Silke Kayadelen, bekannt aus der TV-Abnehmshow *The Biggest Loser*, und der Allgemeinarzt Dr. Heiner Romberg Tausenden Teilnehmerinnen einen völlig veränderten Körper und ein ganz neues Lebensgefühl verliehen.

Das Bestseller-Buch enthält eine Trainings-DVD, die nun auch separat erhältlich ist für alle jene, die gerne mit Silke Kayadelen trainieren oder Trainingsinspiration verschenken möchten.

Die insgesamt 8 Workouts sind kurz und knackig und können überall durchgeführt werden, weil sie keinerlei Geräte erfordern.

riva

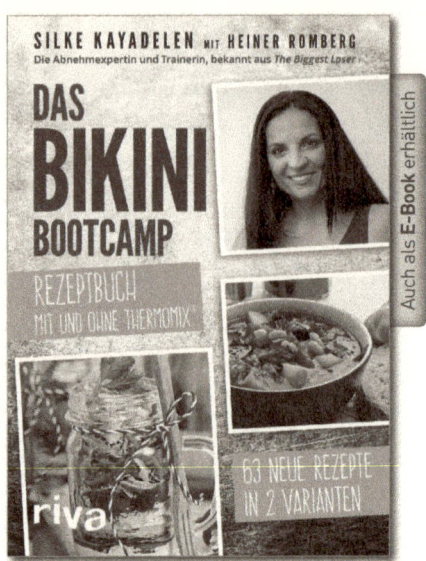

160 Seiten
16,99 (D), 17,50 (A)
ISBN 978-3-7423-0497-1

Silke Kayadelen,
Dr. Heiner Romberg

**Das Bikini-
Bootcamp –
Rezeptbuch
mit und ohne
Thermomix®**

63 neue Rezepte
in 2 Varianten

Mit dem Bikini-Bootcamp haben die aus der TV-Abnehmshow *The Biggest Loser* bekannte Ernährungs- und Fitnesstrainerin Silke Kayadelen und der Mediziner Dr. Heiner Romberg ein enorm erfolgreiches Abnehmprogramm mit einer riesigen Community ins Leben gerufen. Tausende Teilnehmerinnen – und auch einige Männer – haben mit dem 21-Tage-Intensivprogramm erfolgreich abgenommen. Dieses begleitende Buch enthält mehr als 3 x 21 völlig neue Rezepte zum Bikini-Bootcamp (BBC), alle farbig bebildert. Weil zahlreiche Programmteilnehmer mit wenig Zeit auskommen müssen und einen Thermomix® als Kochhilfe nutzen, sind alle Rezepte speziell für die Zubereitung im Thermomix® entwickelt worden. Eine bei jedem Rezept angegebene Variante für die konventionelle Zubereitung stellt sicher, dass auch Teilnehmer ohne Thermomix® die neuen Gerichte nachkochen können. So steht dem Ziel, in nur 3 Wochen eine Kleidergröße weniger zu tragen, nichts mehr im Weg.
Alle Rezepte wurden mit dem Thermomix® TM5 entwickelt und getestet. Unabhängig recherchiert, nicht vom Hersteller beeinflusst.

riva